Comida

Cetogénica

Reconfortante

Tabla de Contenido

Tabla de Contenido 3

Introducción 8

Capítulo 1: Recetas de pizza cetogénica 13

    Pizza Ceto con corteza de queso cheddar 13

    Pizza vegetariana con corteza de grasa 16

    Pizza de corteza de coliflor con salchicha 19

    Pizza de coliflor del Mediterráneo 23

    Pizza de calabacín y pepperoni 26

    Pizza vegetariana 28

    Pizza de carne de espinaca y tomate 31

    Pizza alta en grasa 33

    Rollos de pizza 34

    Pizza de gofre 37

    Pizza Mini Muffins 39

    Bocadillos de pizza 41

Capítulo 2: Recetas de macarrones con queso cetogénicos 43

    Macarrones con coliflor y queso 43

    Coliflor asada y macarrones con brócoli y queso 45

    Macarrones con queso y tocino 48

    Macarrones con queso Shirataki 51

    Macarrones de pollo con queso de búfalo 53

    Macarrones de hamburguesa con queso 56

    Macarrones con queso vegano 59

Macarrones con queso con cerdo desmenuzado 62

Macarrones fritos con tartas de queso 64

Tres bocadillos de macarrones de coliflor con queso y queso 66

Bocadillos de macarrones con queso 69

Capítulo 3: Recetas de pollo y dumplings cetogénicas 71

Pollo y dumplings con masa alta en grasa 71

Pollo y dumplings con masa de harina de coco 74

Pollo y dumplings clásicos con cubierta de bizcocho 77

Sopa de pollo y dumplings 81

Pollo al horno y dumplings 84

Pollo y dumplings del sur 87

Pollo cremoso y dumplings con queso 91

Estofado de pollo y dumplings 95

Capítulo 4: Recetas de pollo frito cetogénico 98

Pollo frito Ceto # 1 98

Pollo frito Ceto # 2 101

Pollo frito Ceto # 3 105

Pollo frito al horno # 1 107

Pollo frito al horno # 2 109

Alas de pollo fritas 111

Pollo frito del sur 113

Pollo frito coreano 115

Alas de búfalo fritas 118

Pollo frito de KFC 120

Pollo frito con sésamo chino 124

Pollo crujiente con corteza de parmesano 127

Pollo frito con suero de leche.. 129

Pollo frito con salsa de mantequilla... 132

Capítulo 5: Recetas de cazuela cetogénica 135

    Cazuela de pizza con queso 135

    Cazuela de tacos... 138

    Cazuela de jamón cremoso y brócoli 140

    Cazuela de coles con queso 142

    Cazuela de atún y fideos 144

    Cazuela de pizza de calabacín 147

    Coliflor cremosa decorada 150

    Camarones con jalapeño veganos horneados.................................. 152

    Cazuela de pollo... 155

    Cazuela de cerdo con mostaza ceto.. 158

    Pastel al pastor de tocino 160

    Cazuela de arroz y carne cremosa 164

Capítulo 6: Chips Cetogénicos y Recetas de Dips 167

    Chips de col y tocino 167

    Chips nachos de calabacín 169

    Chips de queso 171

    Chips de col de Bruselas 173

    Chips de tortilla ceto 174

    Chips de salami y queso.. 177

Dip de Pizza 179

Guacamole de tocino y ajo asado 182

Salsa picante de queso 184

Humus de coliflor 186

Dip de Palmito 188

Fondue marrón de queso con mantequilla 190

Dip de fondue de chocolate 192

Capítulo 7: Recetas cetogénicas cajún 193

Almendras tostadas cajún con especias cajún caseras 193

Arroz con coliflor cajún 195

Coliflor cajún y hachís de huevo 197

Camarones cajún cremosos 199

Camarones y salchichas cajún 201

Jambalaya cajún 203

Sopa de camarones y tocino 205

Cazuela de pollo cajún 207

Fideos de pollo cajún en salsa Alfredo 210

Pollo cajún cremoso 213

Sopa cremosa cajún 215

Bola de queso cajún 217

Panecillos de jamón y huevo cajún 219

Capítulo 8: Recetas de postres cetogénicos 221

Galletas de chocolate 221

Galletas de nuez 223

Galletas de mantequilla de maní 225

Tarta de queso con opción vegana 227

Torta de lava de chocolate 230

Tarta de fresa 232

Barras de limón ceto 234

Mousse de chocolate 236

Mousse de mantequilla de maní 237

Mousse de tiramisú 239

Caramelo 240

Chocolate blanco ceto 241

Brownies de nuez de macadamia 243

Pudín de chocolate 245

Paletas de aguacate con coco y lima 247

Helado de vainilla 248

Tartas con bayas y crema de mascarpone ceto 250

Conclusión 253

Introducción

Quiero agradecerte por haber elegido este libro, 'Comida Cetogénica Reconfortante' y espero que lo encuentres informativo e interesante.

Cualquier alimento que ofrezca comodidad psicológica se denomina alimento reconfortante. ¿Qué te apetece comer después de un día agotador en el trabajo? Cuando te sientes deprimido, ¿tienes antojo de algo específico? Bueno, puede que se te antoje un tazón de macarrones con queso, una rebanada de pizza calienta, pollo frito, o incluso una cazuela. Siempre que comes estos alimentos, es casi como si estuvieras dando a tu cuerpo un muy necesitado abrazo reconfortante, cálido y cariñoso. Los alimentos reconfortantes a menudo desencadenan recuerdos y sentimientos de cariño que provocan alegría y consuelo, como su nombre indica. Por lo tanto, no es de extrañar que se nos antoje este tipo de cosas, especialmente cuando nos sentimos deprimidos o tristes. Estos alimentos suelen ser salados o dulces y rara vez son agrios o amargos. La mayoría de los alimentos reconfortantes se asocian con la cocina casera simple y rústica y los recuerdos de la infancia. Estos no son comidas elegantes y elaboradas, sino un plato conmovedor que despierta cierta positividad.

La dieta cetogénica o ceto es una dieta alta en grasas y baja en carbohidratos. Uno de los principales principios en los que se basa es asegurar que alrededor del 70 al 75% de tu ingesta diaria de calorías provenga de grasas dietéticas saludables, alrededor del 20% de proteínas, y el resto de carbohidratos. Si tomas un momento y piensas en todos tus alimentos reconfortantes, te darás cuenta de que son altos en azúcares y carbohidratos. La dieta ceto no es extremadamente restrictiva, pero pone ciertos límites a la ingesta de carbohidratos y azúcares. Después de todo, los carbohidratos son los principales culpables.

Mientras se está en la dieta cetogénica, probablemente pienses que no puedes volver a comer alimentos reconfortantes porque son ricos en carbohidratos. Bueno, aquí es donde te equivocas. La dieta cetogénica puede sonar superficialmente restrictiva, pero no lo es. Se trata de creatividad y la experimentación. Cada uno de los ingredientes ricos en carbohidratos puede ser reemplazado eficientemente con otros ingredientes amigables con la cetogenia. Por ejemplo, reemplazar la harina procesada normal con harina de nueces o semillas. Dado que es una dieta alta en grasas, los alimentos naturalmente grasos como los lácteos, el queso, los pescados y algunas carnes, las nueces y las semillas son parte de ella. Esta dieta es restrictiva sólo si piensas que es restrictiva. Todo lo que necesitas hacer es ser creativo. Bueno, aquí es donde este libro entra en escena. Ya no tienes que buscar alternativas ceto amigables a los alimentos comunes ricos en carbohidratos y azúcar.

En este libro, encontrarás varias recetas para cocina tus comidas reconfortantes favoritas. Desde sencillos y sabrosos macarrones con queso hasta pizzas, cazuelas, pollo frito y postres, este libro incluye varias recetas que disfrutarás. Independientemente de que prefieras alimentos dulces o salados, hay algo en este libro que saciará tu antojo. ¿Qué más? Todas las recetas son ceto amigables. Por lo tanto, no tienes que comprometerte con tus comidas reconfortantes sólo porque estés siguiendo la dieta cetogénica.

La próxima vez que sientas la necesidad de comer unos macarrones con queso, no tienes que sentirte culpable por comprometer tu dieta. Estas recetas no son tramposas. En su lugar, son representaciones creativas de los mismos alimentos reconfortantes que siempre has amado. Sacia tus papilas gustativas, siéntete mejor al instante y no comprometas el sabor con estas deliciosas y sencillas comidas reconfortantes cetogénicas. Todas las recetas son altas en grasas saludables y bajas en carbohidratos. Por lo tanto, con estos alimentos, puedes lograr tus metas de pérdida de peso y de acondicionamiento físico sin ninguna preocupación en el mundo. Come sin sentirte culpable, con estas ideas.

Ahora, todo lo que te queda por hacer es revisar las diferentes recetas que se dan en este libro. Asegúrate de abastecer tu despensa con un par de ingredientes ceto esenciales, elige una receta y comienza. Todas las ideas que te presentamos no sólo son simples de entender, sino también fáciles de seguir y cocina. Así que puedes preparar comidas sabrosas, deliciosas y nutritivas en poco tiempo. Ya no tienes que pasar horas en la cocina para preparar una simple comida.

Es hora de entrar en el mundo de los deliciosos y nutritivos alimentos reconfortantes ceto amigables.

Capítulo 1: Recetas de pizza cetogénica

Pizza Ceto con corteza de queso cheddar

Porciones: 8

Ingredientes:

Para la corteza de la pizza:

- 4 huevos grandes
- 4 cucharadas de mantequilla, derretida
- 1 cucharadita de ajo en polvo
- 2 tazas de queso cheddar rallado
- 4 cucharadas de queso cottage
- 2 tazas de harina de almendra
- ½ cucharadita de sal rosa del Himalaya

Para la cubierta:

- **Ingredientes** ceto de tu elección como queso, pepperoni, salsa para pizza, champiñones, pimientos, etc.

Instrucciones:

1. Añade los huevos, la mantequilla y el queso cottage en un bol y bátelo bien.
2. Añade el ajo en polvo, la harina de almendras y la sal en otro bol y revuelve.
3. Añade la mezcla de harina de almendra a la mezcla de huevo y revuelve hasta que esté bien incorporada.
4. Añade el queso cheddar y mézclalo bien. La masa estará húmeda.
5. Forma la masa en una bola.
6. Pon una hoja de papel pergamino en tu encimera. Pon la masa en el centro de la hoja.

7. Pon otra hoja de papel pergamino sobre la masa. Enrolla la masa con un rodillo, hasta el grosor que prefieras. Retira cuidadosamente la hoja superior del papel pergamino.
8. Levanta el papel pergamino junto con la corteza de la pizza y colócalo en una bandeja.
9. Hornea en un horno precalentado a 400° F durante 12 - 15 minutos, dependiendo del grosor.
10. Coloca los ingredientes en la corteza de la pizza.
11. Hornea de 5 a 8 minutos.
12. Corta en 8 piezas iguales y sirve.

Pizza vegetariana con corteza de grasa

Porciones: 4

Ingredientes:

- 1 taza de semillas de lino enteras, finamente molidas
- 4 cucharadas de polvo de psyllium
- ¾ cucharadita de sal
- 1 taza de agua
- ½ taza de queso crema vegano
- 2 cucharaditas de polvo de hornear
- 2 cucharaditas de ajo en polvo o cualquier otro condimento vegano de tu elección.

Para la cubierta:

- **Ingredientes** ceto veganos de tu elección como salsa de pizza o pesto, queso vegetariano, cebolla, champiñones, pimiento, etc.

Instrucciones:

1. Añade las semillas de lino, el polvo de psyllium y la sal en un tazón y revuelve. Añade el queso crema vegano y mezcla bien.
2. Añade agua, poco a poco y mézclala bien cada vez. Amasa durante un par de minutos para forma una masa suave.
3. Divide la masa en 2 porciones iguales y forma bolas. Coloca la masa en una bandeja para horno forrada con papel de pergamino, de una en una. Aplástala en formas redondas hasta obtener la corteza de la pizza. También puedes hacer una pizza más grande en lugar de hacer 2 pizzas más pequeñas.
4. Hornea en un horno precalentado a 350 º F durante unos 25 minutos. Dale la vuelta a la pizza y hornea durante 5 minutos.
5. Retira la bandeja del horno y coloca las coberturas deseadas.

6. Pon la bandeja en el horno de nuevo y hornea unos minutos más.

7. Saca del horno y deja enfriar durante 3-4 minutos. Pica en 4 triángulos iguales y sirve.

Pizza de corteza de coliflor con salchicha

Porciones: 6

Ingredientes:

- ½ cucharada de aceite de oliva
- ¾ onza de cebolla blanca, picada
- 2 cucharadas de agua
- 1 taza de queso mozzarella, picado en pequeños trozos
- 1 cucharadita de condimento italiano
- ½ tarro (de un tarro de 14 onzas) Salsa de pizza casera Ragu
- 1 taza de mezcla de 5 quesos italianos rallados.
- ½ coliflor de cabeza grande, recortado, cortado en pequeños ramilletes
- 1 cucharada de mantequilla
- 2 huevos pequeños
- ½ cucharadita de semillas de hinojo
- 2 cucharadas de queso parmesano rallado

- ½ libra de salchicha italiana de bajo contenido en carbohidratos

Instrucciones:

1. Coloca una sartén grande a fuego medio. Añade la mantequilla. Una vez que la mantequilla se derrita, añade las cebollas y la coliflor y cocina durante 4 o 5 minutos.
2. Revuelve en el agua. Cúbrelo y cocínalo hasta que esté muy suave. Apaga el fuego. Pon la coliflor en un tazón y déjala a un lado.
3. Añade las salchichas en la misma sartén. Pon la sartén a fuego medio y cocina hasta que se doren. Rómpela en trozos más pequeños simultáneamente mientras se cocina. Retira la salchicha con una cuchara ranurada y colócala en un plato forrado con toallas de papel.

4. Añade los ramilletes de coliflor al tazón del procesador de alimentos y pulsa hasta que esté suave. Trasládalos a un tazón.

5. Añade los huevos, las especias, el queso parmesano y el queso mozzarella en el tazón de la coliflor y revuelve hasta que estén bien combinados.

6. Esparce la mezcla en una bandeja para hornear engrasada.

7. Hornea la corteza en un horno precalentado a 450° F durante 20 minutos o hasta que se cocine en el centro y se dore ligeramente por los bordes.

8. Corta la salchicha en trozos más pequeños.

9. Añade la salchicha y la salsa Ragu en una cacerola y colócala a fuego medio. Calienta bien.

10. Esparce la mezcla de salchichas sobre la corteza. Espolvorea la mezcla de queso italiano por encima.

11. Pon el horno en modo de asado.

12. Pon la bandeja de hornear de nuevo en el horno y asa por unos minutos hasta que el queso se derrita y esté burbujeando.

13. Saca la pizza del horno. Corta en 6 rebanadas y sirve.

Pizza de coliflor del Mediterráneo

Porciones: 2

Ingredientes:

- 1 cabeza pequeña (alrededor de 1 libra) de coliflor, rallada con una textura parecida al arroz.
- 1 limón Meyer o 1 limón pequeño
- ¼ taza de aceitunas deshuesadas, en rodajas
- ½ taza de queso mozzarella rallado
- Pimienta negra recién molida a gusto
- 2 cucharaditas de aceite de oliva extra virgen, divididas
- 1 huevo pequeño, ligeramente batido
- Sal al gusto
- 3 tomates secos en aceite, escurridos y picados en trozos grandes.
- 3 cucharadas de aceitunas verdes o negras, sin hueso, en rodajas

- 2 cucharadas de albahaca fresca, cortada en rodajas finas.
- ½ cucharadita de orégano seco

Instrucciones:

Pon una hoja de papel pergamino en una bandeja de pizza o en una bandeja.

Coloca una sartén antiadherente a fuego medio-alto. Añade una cucharadita de aceite y deja que se caliente. Añade el coliflor y la sal y cocina hasta que esté ligeramente blando. No cocines demasiado. Apaga el fuego y añade en un recipiente. Deja que la coliflor se enfríe.

Mientras tanto, toma un cuchillo afilado y pela la piel del limón. Pela la médula. Descarta las semillas y corta el limón en segmentos. Añade los gajos de limón en un bol. Añade los tomates y las aceitunas y mézclalos bien.

Mezcla la coliflor, el huevo, el queso y el orégano. Pasa la mezcla a la bandeja de hornear preparada y dale forma a una pizza redonda de 5 a 6 pulgadas de diámetro. Espolvorea el aceite restante sobre ella.

Hornea en un horno precalentado a 450° F durante 8-12 minutos hasta que la corteza sea de color marrón claro.

Esparce la mezcla de limón y tomate sobre la corteza y hornea por otros 10-15 minutos.

Adorna con albahaca.

Corta en rebanadas y sirve.

Pizza de calabacín y pepperoni

Porciones: 8

Ingredientes:

- 2 calabacines, cortados cada uno en 4 rebanadas de igual grosor, a lo largo.
- 8 cucharadas de salsa marinara cetogénica
- 2 onzas de pepperoni de pavo (24 rebanadas)
- ½ cucharadita de orégano seco
- Pimienta al gusto
- ½ taza de queso mozzarella rallado
- Sal al gusto

Instrucciones:

1. Forrar una bandeja para hornear con papel de aluminio. Coloca las rebanadas de calabacín en la bandeja. Sazona con sal, pimienta y orégano.
2. Pon la bandeja de hornear en un horno precalentado y hornea a 400° F durante unos 13-15 minutos.

3. Quita la bandeja del horno.
4. Esparce una cucharada de salsa marinara sobre cada una de las rodajas de calabacín. Espolvorea el queso encima. Coloca 3 rebanadas de pepperoni sobre cada rebanada de calabacín.
5. Hornea unos minutos, hasta que el queso se derrita y sea marrón claro.

Pizza vegetariana

Porciones: 8 (½ pizza cada una)

Ingredientes:

Para la base de la pizza:

- 12 onzas de queso mozzarella
- 4 cucharadas de cáscara de psyllium
- 4 cucharadas de queso parmesano fresco rallado
- 2 cucharaditas de condimento italiano
- 1 cucharadita de pimienta
- 1 taza de harina de almendra
- 4 cucharadas de queso crema
- 2 huevos grandes
- 1 cucharadita de sal

Para la cubierta:

- 8 onzas de queso cheddar, rallado
- ½ taza de salsa de tomate ceto como la de Rao
- 1/3 taza de albahaca fresca picada

- 2 tomates medianos, picados
- 1 pimiento grande, picado

Instrucciones:

1. Para hacer la corteza: Añade el queso mozzarella en un recipiente apto para microondas y cocínalo en el microondas a alta temperatura durante 40-50 segundos o hasta que se derrita completamente y sea flexible.
2. Añade cáscara de psyllium, parmesano, condimentos, harina de almendras, queso crema y huevos y mézclalo con las manos.
3. Divide la masa en 4 porciones iguales. Forma bolas y luego aplástalas o hazlas rodar en círculos. Colócalas en una bandeja de hornear.
4. Pon la bandeja en un horno precalentado y hornea a 400° F durante unos 8 - 10 minutos.
5. Esparce salsa de tomate en la corteza. Esparce los ingredientes en la corteza.

6. Hornea durante 10 minutos o hasta que el queso se derrita.

7. Corta cada uno en dos mitades y sirve.

Pizza de carne de espinaca y tomate

Porciones: 4

Ingredientes:

- 1 huevo
- 1 cucharadita de condimento italiano
- ½ cucharadita de sal
- 1 tomate, picado
- 1 taza de queso mozzarella rallado
- ¼ taza de queso parmesano rallado
- ½ cucharadita de ajo en polvo
- 1 libra de carne molida
- 4,5 onzas de espinacas congeladas picadas, cocidas, escurridas

Instrucciones:

1. Añade el huevo, el queso parmesano, los condimentos y la sal en un bol y bátelo bien.
2. Añade la carne y revuelve hasta que esté bien incorporada.

3. Coloca la mezcla de carne en una bandeja de hornear con borde, forrada con papel pergamino y extendida en un círculo.

4. Hornea en un horno precalentado a 450° F durante unos 20 minutos.

5. Retira la bandeja del horno y desecha cualquier grasa que sea visible en la bandeja.

6. Coloca los tomates sobre la corteza de la carne seguida de las espinacas y finalmente el queso mozzarella encima.

7. Pon el horno en modo de asado.

8. Coloca la bandeja de hornear en la rejilla superior. Asa durante unos minutos hasta que el queso se derrita y se dore en algunos puntos.

Pizza alta en grasa

Porciones: 12

Ingredientes:

- 8 onzas de queso crema
- 16 aceitunas negras, sin hueso, picadas
- ¼ taza de albahaca fresca picada
- 28 rebanadas de pepperoni, picadas
- 4 cucharadas de pesto de tomate secado al sol
- Sal al gusto
- Pimienta al gusto

Instrucciones:

1. Conserva un poco de albahaca, aceitunas y pepperoni.
2. Añade todos los ingredientes en un bol y mézclalos bien.
3. Divide en 12 porciones iguales y forma bolas.
4. Colócalo en un plato. Espolvorea aceitunas, albahaca y pepperoni por encima y sirve.

Rollos de pizza

Porciones: 3

Ingredientes:

- 1 taza de queso mozzarella rallado
- 1 cucharada de pimiento rojo picado
- 1 cucharada de pimienta verde picada
- ¼ taza de salchichas cocidas y desmenuzadas
- 2 cucharadas de salsa de pizza o salsa marinara ceto.
- ½ cucharadita de condimento para pizza o sazonar.
- 1 cucharada de cebollas blancas, picadas
- 1 tomate uva, en rodajas

Instrucciones:

1. Coloca papel de pergamino en el fondo de un pequeño plato para hornear. Deja un poco de papel extra colgando a los lados para que pueda ser levantado fácilmente.
2. Engrasa el papel pergamino con un poco de spray de cocina.

3. Pon la bandeja de hornear en el horno y precaliéntalo a 400° F.

4. Saca la bandeja de hornear del horno. Esparce el queso por todo el plato de hornear, en una sola capa, sin huecos.

5. Espolvorea un poco de condimento para pizza sobre el queso.

6. Hornea durante 15-20 minutos hasta que el queso se dore.

7. Retira la bandeja de hornear del horno y suavemente trata de aflojar la corteza de la pizza deslizando una espátula de silicona, debajo de la corteza de queso. Comienza por los bordes y pásala por el centro y toda la corteza. En caso de que la espátula no pase y la corteza no se desprenda, entonces colócala de nuevo en el horno y hornea por otros 3-5 minutos.

8. Una vez que la corteza se afloje, mezcla el resto de los ingredientes en un tazón. Esparce la mezcla sobre la corteza de queso en una capa fina. Vierte la salsa de la pizza sobre ella. Sazona con un poco de condimento para pizza.

9. Colócalo de nuevo en el horno y hornea durante 8-10 minutos.

10. Corta en 3 rebanadas horizontales. Enrolla cada rebanada con la ayuda de papel de pergamino. Inserta un palillo para sujetar.

11. Sirve.

Pizza de gofre
Porciones: 4

Ingredientes:

- ½ cucharadita de albahaca seca o al gusto
- 1 taza de queso mozzarella rallado
- 1 cucharadita de polvo de hornear
- ½ cucharadita de ajo en polvo
- 2 cucharadas de harina de almendra
- 2 huevos, batidos Para la cobertura:
- 4 cucharadas de queso mozzarella rallado
- 4 cucharadas de salsa para pasta o salsa para pizza ceto.

Instrucciones:

1. Para hacer gofres: Enchufa la mini máquina de hacer gofres y precaliéntala.
2. Añade los huevos, la albahaca seca, el queso mozzarella, la harina de almendras, el polvo de hornear y el ajo en polvo en un tazón y bate bien.

3. Deja que la masa se asiente durante 2 minutos.

4. Esparce ¼ de la masa en la máquina de gofres. Pon el temporizador para unos 3 - 5 minutos. Cierra la máquina de gofres.

5. Saca el gofre y ponlo a un lado en una bandeja de hornear.

6. Haz los gofres restantes de manera similar.

7. Esparce una cucharada de salsa para pasta sobre cada uno. Espolvorea una cucharada de queso en cada uno.

8. Pon la bandeja de hornear en un horno precalentado y hornea a 375°F durante unos 5 minutos o hasta que el queso se derrita y se dore en algunos puntos.

Pizza Mini Muffins

Porciones: 5

Ingredientes:

Para los ingredientes secos:

- 1 taza de harina de almendra
- ½ cucharada de condimento italiano
- ¼ cucharadita de ajo en polvo
- 10 cucharadas de queso mozzarella rallado
- 1 ½ cucharadas de proteína de suero sin sabor
- ¾ cucharadita de polvo de hornear
- 1/8 de cucharadita de sal
- ½ taza de pepperoni en cubitos

Para los ingredientes húmedos:

- 1 huevo grande
- 6 cucharadas de leche de almendras sin endulzar
- 2 ½ cucharadas de mantequilla, derretida

Instrucciones:

1. Añade todos los ingredientes secos en un bol y revuelve hasta que estén bien incorporados.

2. Añade los ingredientes húmedos al tazón de los ingredientes secos y revuelve hasta que estén bien incorporados.

3. Viértelo en 5 moldes de panecillos engrasados y forrados.

4. Hornea en un horno precalentado a 325° F durante unos 17 - 20 minutos o hasta que esté listo y se dore por encima.

5. Quita los moldes de panecillos y enfríalos durante un tiempo antes de servirlos.

6. Sirve los panecillos con salsa de pizza o salsa marinara ceto.

Bocadillos de pizza

Porciones: 15

Ingredientes:

- ½ libra de salchicha italiana, cocida, escurrida
- 3 cucharadas de harina de coco
- ½ cucharadita de ajo picado
- 2 huevos pequeños, batidos
- 2 onzas de queso crema, a temperatura ambiente.
- ¼ cucharadita de polvo de hornear
- ½ cucharadita de condimento italiano
- 10 cucharadas de queso mozzarella rallado

Instrucciones:

1. Añade la salchicha y el queso crema en un bol y mézclalo hasta que esté bien incorporado.
2. Añade el resto de los ingredientes y mézclalos bien. Refrigera durante 10 minutos.

3. Divide la mezcla en 15 porciones y colócala en una bandeja para hornear engrasada.

4. Hornea en un horno precalentado a 350° F durante unos 18 - 20 minutos o hasta que se dore.

Capítulo 2: Recetas de macarrones con queso cetogénicos

Macarrones con coliflor y queso

Porciones: 3

Ingredientes:

- 8 onzas de coliflor, cortada en trozos del tamaño de un macarrón
- 1 onza de queso crema, a temperatura ambiente.
- 3 cucharadas de queso Monterey Jack rallado
- ¼ cucharadita de sal
- 2 cucharadas de crema pesada
- ½ taza de queso cheddar rallado
- ¼ cucharadita de mostaza molida y ¼ cucharadita de mostaza rajada

Instrucciones:

1. Pon una olla de agua a fuego alto. Cuando empiece a hervir, añade la coliflor y cocina durante 5 minutos.
2. Desecha el agua y vuelve a añadir la coliflor a la olla. Baja el fuego y añade el resto de los ingredientes a la olla. Mezcla bien. Cuando el queso se derrita, apaga el fuego y sirve.

Coliflor asada y macarrones con brócoli y queso

Porciones: 3

Ingredientes:

- 1 cabeza pequeña de brócoli, cortada en ramilletes
- 10,6 onzas de ramilletes de coliflor
- Sal al gusto
- 2 cucharaditas de aceite de oliva
- 3 pequeñas rebanadas de tocino rayado

Para la salsa de queso:

- ½ cucharada de mantequilla
- ½ taza de crema pesada
- 1/3 taza de queso crema
- 1 diente de ajo, picado
- 6 cucharadas de queso mozzarella rallado
- ¼ taza de queso cheddar rallado
- Un poco de leche de almendras o agua (opcional)

Instrucciones:

1. Mezcla el brócoli, la coliflor, la sal y el aceite en una bandeja de hornear. Espárcelo uniformemente.
2. Asa en un horno precalentado a 400° F durante unos 10 minutos.
3. Añade el tocino y sigue asando hasta que el brócoli se vuelva un poco crujiente.
4. Coloca una cacerola a fuego medio. Añade la mantequilla. Cuando la mantequilla se derrita, añade el ajo y cocina hasta que el producto marrón claro tenga un aroma agradable.
5. Añade la crema, ¼ taza de mozzarella, 2 cucharadas de queso cheddar y queso crema.
6. Revuelve constantemente hasta que la mezcla se derrita. Apaga el fuego.
7. Si te gusta la salsa fina, añade leche de almendras y dilúyela.

8. Pon la salsa de queso sobre las verduras en la bandeja de hornear. Esparce el resto de la mozzarella y el queso cheddar encima.
9. Pon la bandeja de hornear de nuevo en el horno y hornea hasta que esté ligeramente dorada en la parte superior.

Macarrones con queso y tocino

Porciones: 8

Ingredientes:

- 2 cabezas de coliflor, cortadas en ramilletes
- 1 ½ tazas de leche entera o crema batida pesada
- 3 cucharaditas de perejil seco
- 1 cucharadita de chile en polvo
- Pimienta recién molida a gusto
- 2 tazas de queso mozzarella rallado
- 4 tazas de queso cheddar rallado, divididas
- Sal al gusto
- 8 rebanadas de tocino, en cubitos
- 6 onzas de queso crema, cortado en cubos, suavizado
- 2 cucharaditas de ajo en polvo
- Un puñado de perejil fresco, picado, para adornar

Para la cubierta: Opcional

- 2 cucharadas de mantequilla derretida

- ½ taza de queso parmesano rallado
- ½ taza de migas de corteza de cerdo

Instrucciones:

1. Coloca una olla medio llena de agua a fuego alto. Cuando empiece a hervir, añade la coliflor y la sal y cocina de 8 a 10 minutos.
2. Descarta el agua y deja a un lado la coliflor.
3. Engrasa una fuente de horno con un poco de mantequilla.
4. Vierte la leche en la olla y colócala a fuego medio.
5. Añade el queso crema. Sigue revolviendo hasta que el queso crema se derrita completamente.
6. Añade el perejil seco, las especias y la sal y revuelve.
7. Añade el queso mozzarella y la mitad del queso cheddar. Revuelve constantemente hasta que los quesos se derritan.
8. Revuelve la coliflor. Una vez que esté bien cubierta en la salsa, transfiere la mezcla a la bandeja de hornear.

9. Cubre con el queso cheddar restante.

10. Mezcla las coberturas opcionales si se usan y dispérsalas por encima.

11. Hornea en un horno precalentado a 375° F durante unos 18 - 20 minutos o burbujeando.

12. Mientras tanto, cocina el tocino hasta el punto deseado.

13. Esparce el tocino y el perejil fresco encima y sirve.

Macarrones con queso Shirataki

Porciones: 2

Ingredientes:

- 1 bolsa de arroz shirataki
- ½ cucharadita de sal kosher
- ¼ cucharadita de ajo en polvo
- 1 cucharada de mantequilla sin sal, derretida
- Pimienta al gusto
- 2,5 onzas de queso cheddar extra fuerte, rallado, dividido

Instrucciones:

1. Pon una olla de agua a fuego alto y déjala hervir.
2. Mientras tanto, coloca el arroz shirataki en un colador y enjuaga bajo agua fría durante medio minuto.
3. Cuando el agua hierva, añade el arroz a la olla y cocina durante 3 minutos.
4. Mientras se cocina el arroz shirataki, coloca una sartén a fuego medio-alto. No engrases.

5. Escurre el agua del arroz y añádela a la sartén caliente. Saltea durante un par de minutos o hasta que el arroz se seque bien.

6. Apaga el fuego y añade el arroz en un bol. Añade la mantequilla, los condimentos y la mayor parte del queso y mézclalo bien.

7. Engrasa dos contenedores con spray de cocina. Divide la mezcla de arroz entre los contenedores.

8. Cubre con el queso restante.

9. Hornea en un horno precalentado a 375° F durante unos 18 - 20 minutos o hasta que dore en la parte superior.

10. Saca los recipientes del horno. Deja enfriar durante 10 minutos y sirve.

Macarrones de pollo con queso de búfalo

Porciones: 4

Ingredientes:

- 1 ¼ libras de coliflor, cortada en pequeños ramilletes
- Pimienta al gusto
- ¼ taza de salsa de alas de búfalo
- 1 diente de ajo, picado
- ¾ taza de queso mozzarella rallado, dividido
- 3 cucharadas de queso crema, suavizado
- ¼ taza de queso azul desmoronado, dividido
- 2 cucharadas de queso parmesano finamente rallado
- 1 cucharada de aceite de oliva, dividida
- ½ libra de muslos o pechugas de pollo deshuesadas y sin piel, cortadas en trozos del tamaño de un bocado
- ½ cucharada de mantequilla
- ¾ taza de crema pesada
- Sal al gusto

- ½ tallo de apio, cortado en cubos

Instrucciones:

1. Mezclar coliflor, sal, pimienta y ½ cucharada de aceite en un plato para hornear. Espárcelo uniformemente.
2. Asa en un horno precalentado a 400° F durante unos 18 - 20 minutos o dorar y cocina.
3. Mientras tanto, coloca una sartén a fuego medio-alto. Añade el aceite restante y el pollo y cocina hasta que se dore todo y el pollo esté cocido.
4. Vierte la salsa de alas de búfalo y revuelve. Apaga el fuego.
5. Coloca una cacerola a fuego medio. Añade la mantequilla. Cuando la mantequilla se derrita, añade el ajo y cocina hasta que el producto marrón claro tenga un aroma agradable.
6. Añade la crema, 2 cucharadas de queso azul, ½ taza de mozzarella, parmesano y queso crema.

7. Revuelve constantemente hasta que la mezcla se derrita. Apaga el fuego.

8. Coloca el pollo sobre la coliflor. Pon la salsa de queso sobre el pollo. Revuelve ligeramente.

9. Cubre con apio y el resto de mozzarella y queso azul.

10. Pon el plato de nuevo en el horno y hornea hasta que la parte superior esté dorada.

Macarrones de hamburguesa con queso

Porciones: 2

Ingredientes:

Para la carne:

- ½ libra de carne molida (80 / 20)
- ¼ cucharadita de cebolla en polvo
- ½ cucharadita de pimentón
- 1/8 de cucharadita de ajo en polvo
- ½ cucharada de pasta de tomate
- Pimienta al gusto
- 1 taza de col rallada
- 2 cucharadas de agua
- Sal al gusto

Para la salsa de queso:

- 1 cucharada de mantequilla con sal
- ¼ taza de crema batida pesada
- Pimienta al gusto

- Sal al gusto
- ½ onza de queso crema, a temperatura ambiente
- ¾ taza de queso cheddar rallado
- Tocino cocido y desmenuzado para adornar (opcional)

Instrucciones:

1. Para hacer la carne: Coloca una sartén a fuego medio. Añade la carne y cocínala hasta que ya no esté rosada.
2. Descarta la grasa extra de la sartén.
3. Añade el resto de los ingredientes y mézclalos bien. Cúbrelos y cocínalos hasta que el repollo esté cocido. Revuelve de vez en cuando.
4. Mientras tanto, haz la salsa de queso de la siguiente manera: Añade la mantequilla en una cacerola. Coloca la cacerola a fuego medio. Cuando la mantequilla se derrita, agrega la crema y el queso crema y bate bien.

5. Baja la temperatura. Añade el queso, la sal y la pimienta y revuelve. Retira del fuego. Revuelve constantemente hasta que el queso se derrita por completo.
6. Añade la salsa de queso a la cacerola de carne y mézclala bien.
7. Adorna con tocino y sirve.

Macarrones con queso vegano

Porciones: 10

Ingredientes:

Para la salsa de queso vegana:

- 6 tazas de calabaza en cubos
- 2 cucharaditas de aceite de oliva
- 1 cucharada de jugo de limón
- 1 cucharadita de polvo de cúrcuma
- ½ cucharadita de sal o al gusto
- 2 - 3 tazas de leche de almendras
- 4 dientes de ajo, sin pelar
- 1 1/3 tazas de anacardos remojados en agua durante 4 - 6 horas
- 1 cucharadita de mostaza Dijon
- 6 cucharadas de levadura nutricional
- 1 cucharadita de pimienta o al gusto

Para la pasta:

- 2 cabezas grandes de coliflor, cortadas en ramilletes (10 tazas)
- ½ cucharadita de sal
- 4 cucharadas de aceite de oliva
- 2 cucharadas de perejil fresco picado.

Instrucciones:

1. Esparce ajo y calabaza en una bandeja para hornear. Pon aceite sobre ella.

2. Asa en un horno precalentado a 350° F durante unos 18 - 20 minutos o hasta que se dore y cocine.

3. Quita la bandeja del horno y déjala enfriar. Descarta la cáscara del ajo y añádelo a la licuadora. Añade el resto de los ingredientes para la salsa a la licuadora. Procesa hasta que esté suave y bien mezclado.

4. Para hacer pasta: Esparce la coliflor en una bandeja de hornear. Rocía aceite sobre ella.

5. Asa en un horno precalentado a 350° F durante unos 15 minutos o hasta que esté ligeramente cocido.
6. Transfiérelo a un plato. Añade la salsa de queso y revuelve la coliflor hasta que esté bien cubierta de salsa.
7. Adorna con perejil y sirve.

Macarrones con queso con cerdo desmenuzado

Porciones: 4

Ingredientes:

- ½ cabeza de coliflor, cortada en ramilletes
- ¾ taza de cerdo bajo en carbohidratos
- 3 cucharadas de chicharrones de cerdo triturados
- Pimienta al gusto
- ½ taza de queso mozzarella recién rallado
- Un puñado de perejil fresco, picado, para adornar
- ½ cucharada de aceite de oliva

Para la salsa de queso:

- 1 cucharada de mantequilla con sal
- ¼ taza de crema batida pesada
- Pimienta al gusto
- Sal al gusto
- ½ onza de queso crema, a temperatura ambiente
- ¾ taza de queso cheddar rallado

Instrucciones:

1. Coloca una olla medio llena de agua a fuego alto. Cuando empiece a hervir, añade la coliflor y la sal y cocina durante 2 minutos. Cubre la olla mientras se cocina.
2. Desecha el agua y sumerge la coliflor en agua fría. Escurre el agua después de 5 minutos.
3. Mientras tanto, haz la salsa de queso de la siguiente manera: Añade la mantequilla en una cacerola. Coloca la cacerola a fuego medio. Cuando la mantequilla se derrita, agrega la crema y el queso crema y bate bien.
4. Baja la temperatura. Añade el queso, la sal y la pimienta y revuelve. Revuelve constantemente hasta que el queso se derrita por completo.
5. Añade la coliflor, la mozzarella y la pimienta y mézclalo bien.
6. Añade el cerdo desmenuzado y revuelve. Calienta bien.
7. Adorna con chicharrones de cerdo y perejil y sirve.

Macarrones fritos con tartas de queso
Porciones: 8-10

Ingredientes:

- 1 coliflor pequeña, rallada con una textura parecida al arroz
- 2 huevos pequeños
- ½ cucharadita de polvo de cúrcuma
- ¾ taza de queso cheddar rallado
- 1 cucharadita de pimentón
- ½ cucharadita de romero
- Sal al gusto
- Aceite de coco para freír
- Aceite de oliva para freír

Instrucciones:

1. Coloca la coliflor en un recipiente para microondas. Pon en el microondas en alto durante 4 minutos.
2. Pasa la coliflor a un paño de cocina y exprime la mayor cantidad de humedad posible.

3. Transfiere la coliflor a un tazón grande. Añade un huevo, queso, cúrcuma en polvo, pimentón, romero y sal y revuelve. Si crees que la mezcla se mantiene unida después de añade 1 huevo, no añadas el otro huevo.
4. Haz 8 - 10 porciones iguales de la mezcla y dales forma a las tartas.
5. Coloca una cacerola a fuego alto. Añade aceite de coco y aceite de oliva en la sartén. Cuando el aceite esté caliente, coloca unas cuantas tartas en él.
6. Cocina hasta que la parte inferior esté dorada. Voltea los lados y cocina el otro lado hasta que se dore. Cocina el resto en tandas.
7. Sirve con una salsa ceto de tu elección.

Tres bocadillos de macarrones de coliflor con queso y queso

Porciones: 12

Ingredientes:

- 2 coliflores de cabeza mediana, cortadas en ramilletes
- ¼ taza de cebollas picadas
- 4 onzas de queso crema, a temperatura ambiente.
- 1 cucharadita de condimento italiano
- ½ cucharadita de goma xantana
- 1 ½ tazas de queso cheddar blanco rallado
- 24 lonchas de jamón crudo
- 4 cucharadas de mantequilla con sal
- 4 dientes de ajo, picados
- ½ taza de crema batida pesada
- Pimienta al gusto
- 2 tazas de espinacas ralladas
- Sal al gusto
- ½ taza de queso mozzarella rallado

- ¾ taza de queso parmesano rallado

Instrucciones:

1. Pon la coliflor en una cesta para vapor. Pon la cesta en una olla con agua hirviendo y cocina la coliflor al vapor hasta que se ablande con un tenedor.
2. Para hacer la salsa: Coloca una sartén a fuego medio-bajo. Añade mantequilla. Cuando la mantequilla se derrita, agrega las cebollas y saltea hasta que estén suaves.
3. Añade el queso crema y el ajo. Sigue revolviendo hasta que el queso crema esté caliente, rompiéndolo simultáneamente.
4. Añade los condimentos, la crema batida y la goma xantana y mezcla bien. Revuelve frecuentemente hasta que esté suave.
5. Añade las espinacas, la mozzarella y el queso cheddar blanco. Retira del fuego. Sigue revolviendo durante unos minutos más hasta que las espinacas se marchiten.

6. Empapa la coliflor en la salsa de queso.
7. Toma un molde de panecillos para 12 cuentas (1 taza de tamaño).
8. Coloca 2 rebanadas de prosciutto en el fondo de cada taza en forma de cruz. Intenta cubrir tanto como sea posible los lados.
9. Divide la masa en las tazas. Espolvorea una cucharada de queso parmesano sobre cada taza de panecillos.
10. Hornea en un horno precalentado a 350° F durante unos 18-20 minutos o hasta que dorado y cocido.
11. Deja enfriar durante unos minutos antes de servir.

Bocadillos de macarrones con queso

Porciones: 8 (6 bocadillos por porción)

Ingredientes:

- 2 tazas de queso cheddar
- 4 tazas de ramilletes de coliflor, frescos o congelados
- 2 huevos
- ½ cucharadita de ajo en polvo
- Pimienta al gusto
- ½ cucharadita de orégano seco
- Sal al gusto

Instrucciones:

1. Rocía 2 mini moldes de panecillos de 24 cuentas cada uno con spray de cocina. Fórralos con papel de revestimiento desechable.
2. Coloca la coliflor en un recipiente para microondas. Pon en el microondas a alta temperatura durante 6-8 minutos.

3. Pasa la coliflor al tazón del procesador de alimentos y pulsa hasta que tenga la textura del arroz. Pasa la coliflor a un paño de cocina y exprime la mayor cantidad de humedad posible.
4. Transfiere la coliflor a un tazón grande. Añade el resto de los ingredientes y mézclalos bien.
5. Divide en los mini moldes de panecillos.
6. Hornea en un horno precalentado a 350° F durante unos 12-15 minutos o hasta que dore y esté cocido hasta el fondo.
7. Deja enfriar por algún tiempo. Saca los mini panecillos de la sartén y sírvelos con una salsa ceto de tu elección.

Capítulo 3: Recetas de pollo y dumplings cetogénicas

Pollo y dumplings con masa alta en grasa
Porciones: 4

Ingredientes:

- ½ cucharada de aceite de oliva
- 1 zanahoria mediana, cortada en cubos
- 1 cebolla mediana, picada
- ½ tallo de apio, cortado en cubos
- 1 cucharadita de condimento italiano
- 4 tazas de caldo de pollo
- ¾ libra de pechuga de pollo
- 1 hoja de laurel
- Para la masa alta en grasa:
- 1 cucharadita de polvo de hornear
- 6 cucharadas de harina de almendra blanqueada

- 10 cucharadas de queso mozzarella rallado
- 1 huevo pequeño, batido
- ½ onza de queso crema, en cubos

Instrucciones:

1. Para hacer el pollo: Coloca una olla o un horno holandés a fuego medio. Añade aceite. Una vez que el aceite esté caliente, agrega la cebolla, el apio y la zanahoria y cocina hasta que estén ligeramente tiernos.
2. Revuelve el condimento italiano. Cocina durante unos segundos hasta que esté aromático.
3. Lo siguiente es el pollo, el laurel y el caldo. Cúbrelo y cocínalo hasta que el pollo esté bien cocido.
4. Para hacer la masa alta en grasa: Añade harina de almendra y polvo de hornear en un bol y mézclalo bien.
5. Añade la mozzarella y el queso crema en un recipiente apto para microondas. Cocina a fuego alto durante 80 segundos. Revuelve cada 20 segundos.

6. Añade la mezcla de harina y huevo al queso fundido. Mezcla bien y amasa. Puede resultar en una masa pegajosa.

7. Pon la masa en la nevera durante 15 minutos. Se volverá ligeramente firme.

8. Pon una hoja de papel pergamino en tu encimera. Engrásala con un poco de spray de cocina.

9. Pon la masa en el centro del papel. Engrasa otra hoja de papel pergamino con spray de cocina y colócala sobre la masa, con el lado engrasado tocando la masa.

10. Con un rodillo, enrolla la masa en una forma rectangular. Corta en tiras de 2 pulgadas de largo y ½ pulgadas de ancho.

11. Destapa la cacerola y desecha la hoja de laurel. Saca el pollo de la olla y colócalo en tu tabla de cortar. Cuando esté lo suficientemente frío para manipularlo, corta o desmenuza el pollo en trozos.

12. Pon los dumplings en la olla y revuélvelas. Cocínalas durante unos 3 minutos. Sirve caliente.

Pollo y dumplings con masa de harina de coco

Porciones: 4

Ingredientes:

- ½ cucharada de aceite de oliva
- Sal al gusto
- ½ cebolla mediana, picada
- 2 dientes de ajo, picados
- 4 cucharadas de mantequilla, derretida
- 2 tazas de agua
- 3 muslos de pollo con hueso y piel
- Pimienta al gusto
- 1 cucharada de tomillo fresco picado o 1 cucharadita de tomillo seco
- 2 tallos de apio, picados
- 1 hoja de laurel
- 1 taza de caldo de pollo

Para la pasta:

- ¼ taza de harina de coco
- ¼ cucharadita de goma xantana
- 2 yemas de huevo pequeñas
- ¼ cucharadita de polvo de hornear
- 1 taza de queso mozzarella

Instrucciones:

1. Pon un horno holandés a fuego medio. Añade aceite y deja que se caliente.
2. Espolvorea sal y pimienta sobre el pollo y colócalo en la olla. Cocina de 4 a 6 minutos.
3. Voltea los lados y cocina de 4 a 6 minutos. Retira el pollo con una cuchara ranurada y colócalo en la tabla de cortar. Cuando esté lo suficientemente frío para manejarlo, desmenuza el pollo. Tira los huesos.
4. Añade el ajo, la cebolla, el apio y el tomillo en la olla y saltéalos hasta que estén ligeramente tiernos.
5. Añade la mantequilla, el caldo y el agua. Deja que hierva.

6. Añade el pollo y el laurel y baja el fuego. Cocina a fuego lento hasta que el pollo esté bien cocido.
7. Para hacer la pasta: Añade el queso mozzarella en un recipiente apto para microondas. Cocina a fuego alto durante 60 - 70 segundos. Revuelve cada 20 segundos.
8. Añade las yemas de huevo, la goma xantana y el polvo de hornear en otro tazón y revuelve bien.
9. Añade la harina de coco y la mezcla de huevos al queso derretido. Mezcla bien y amasa.
10. Gira la masa sobre tu encimera antiadherente y amásala hasta que esté suave.
11. Enrolla la masa con un rodillo hasta que tenga un grosor de ¼ pulgadas. Corta en tiras de 2 pulgadas de largo y ½ pulgadas de ancho. Espolvorea las tiras con un poco de harina de coco.
12. Destapa la cacerola y desecha la hoja de laurel. Añade unas cuantas tiras a la vez en la cacerola.
13. Cuece a fuego lento durante unos 3 minutos y sírvelo.

Pollo y dumplings clásicos con cubierta de bizcocho

Porciones: 8

Ingredientes:

- 2 cucharadas de mantequilla
- ½ taza de cebolla blanca picada
- 2 cucharadas de ajo en polvo
- 2 cucharadas de harina de almendra
- 4 tazas de caldo de pollo
- 5 tazas de pollo cocido y picado
- 4 costillas de apio, picadas
- 4 cucharadas de tomillo fresco picado o 2 cucharaditas de tomillo seco.
- 2 cucharadas de condimento para aves de corral
- 2 cucharaditas de polvo de arrurruz o ½ cucharadita de goma xantana
- 1 taza de crema pesada
- 1 taza de vegetales mixtos picados de tu elección

- Sal al gusto
- Pimienta al gusto

Para el relleno del biscocho:

- 3 tazas de harina de almendra
- 3 cucharaditas de polvo de hornear
- 2 huevos
- 1 taza de queso cheddar rallado y picante.
- 2 cucharadas de ajo en polvo
- 6 cucharadas de mantequilla fría, cortada en pequeños cubos
- ½ taza de crema pesada

Instrucciones:

1. Coloca una cacerola grande o cualquier otro plato para el horno a fuego medio.
2. Añade mantequilla y deja que se derrita. Añade la cebolla y el apio y cocina hasta que estén ligeramente suaves.

3. Añade las hierbas, el arrurruz y la harina de almendras. Revuelve constantemente durante un minuto o hasta que la harina esté ligeramente tostada.
4. Añade el caldo de pollo, revolviendo constantemente. Sigue revolviendo hasta que hierva.
5. Baja el calor y cuece a fuego lento hasta que se espese.
6. Añade la crema espesa y cocínala durante 10 minutos. Añade el pollo y las verduras mixtas. Calentar bien y apagar el fuego.
7. Para hacer la cobertura de las galletas: Añade el polvo de hornear, el ajo en polvo y la harina de almendras en un tazón y revuelve hasta que estén bien combinados.
8. Añade mantequilla y corta en la mezcla de harina con un cortador de pasta hasta que se formen pequeñas migas. También puedes usar un tenedor si no tienes un cortador de pasta.

9. Una vez que se forman las migajas, haz un hueco en el centro empujando las migajas del medio hacia los bordes del tazón.
10. Rompe los huevos en el hueco. Añade la crema pesada a los huevos y mezcla todo hasta que esté bien combinado, teniendo cuidado de no mezclar demasiado.
11. Añade el queso cheddar y mézclalo bien. Haz pequeñas bolas de la masa y ponlas sobre el pollo, en la cazuela. Debe haber suficiente espacio entre las bolas de masa porque se doblarán en tamaño al hornear.
12. Hornea en un horno precalentado a 350° F durante unos 20 o 30 minutos o hasta que esté dorado en la parte superior.

Sopa de pollo y dumplings

Porciones: 8 – 10

Ingredientes:

Para la sopa:

- 5 tazas de caldo de pollo
- 4 cucharaditas de ajo picado
- 2/3 taza de zanahoria en cubos
- 2/3 de taza de apio cortado en cubitos
- 2/3 taza de cebolla picada
- 2 cucharaditas de goma xantana
- Un puñado de perejil fresco, picado
- 4 pechugas de pollo, cocidas, picadas
- Sal al gusto
- 2 cucharadas de mantequilla
- Pimienta al gusto

Para los dumplings:

- 1 ½ tazas de harina de almendra

- 1 ½ cucharaditas de goma xantana
- 2 cucharaditas de polvo de hornear
- 1 cucharada de suero de leche aislado
- 2 cucharadas de mantequilla, derretida
- 2 huevos
- Sal al gusto
- 2 cucharaditas de orégano seco
- 2 cucharaditas de perejil seco
- 2 cucharadas de tomillo seco
- Pimienta al gusto

Instrucciones:

1. Coloca una olla de sopa a fuego medio. Añade la mantequilla. Cuando la mantequilla se derrita, añade cebollas, ajo, zanahorias y apio y revuelve.

2. Añade las hierbas secas, sal y pimienta y revuelve durante 4 o 5 minutos.

3. Añade goma xantana y revuelve bien. Añade el caldo y revuelve bien y déjalo hervir.
4. Mientras tanto, haz los dumplings: Añade todos los ingredientes secos en un tazón y revuelve.
5. Añade los huevos y la mantequilla y mézclalos bien.
6. Haz pequeñas bolas de la masa y ponlas en la olla. Baja el fuego y cubre con una tapa. Cocina durante 15 o 20 minutos, sin quitar la tapa. A estas alturas, las bolas de masa tendrán el doble del tamaño original.
7. Añade el pollo y calienta a fondo.
8. Vierte en tazones de sopa y sirve.

Pollo al horno y dumplings

Porciones: 12

Ingredientes:

- 2 libras de pollo, cocido, descartar los huesos y la piel, desmenuzado
- 4 tazas de caldo de pollo
- Salsa picante al gusto
- 4 cucharadas de mantequilla, derretida
- 2 latas de sopa de crema de pollo (ceto)
- Pimienta al gusto

Para la pasta:

- 1 taza de fibra de avena
- ½ taza de harina de coco
- ¼ taza de aislado de proteína de suero sin sabor
- ½ taza de harina de lino dorado
- ¼ taza de harina de almendra
- 1 cucharada de péptidos de colágeno

- 2/3 de taza de agua

Instrucciones:

1. Engrasa una gran bandeja para hornear con mantequilla derretida.
2. Esparce el pollo en el fondo de la bandeja de hornear. Sazona con sal y pimienta.
3. Para hacer la pasta: Mezcla todos los ingredientes secos en un tazón. Mide 2 tazas de la mezcla de harina y almacena el resto en un recipiente hermético para su uso futuro.
4. Añade la mezcla de harina medida en un tazón. Añade agua y mezcla hasta que se forme la masa. Espolvorea un poco más de agua si es necesario. Necesitas tener una masa suave.
5. Pellizca pequeños trozos de la masa y colócalos sobre el pollo. Deja un espacio entre dos trozos.
6. Añade el caldo, la salsa picante, la sal, la pimienta y la crema de sopa de pollo en un bol y mézclalo bien.

7. Viértelo en la bandeja de hornear por encima. Empuja los dumplings en la mezcla de la sopa. Deben ser cubiertos con esta.

8. Hornea en un horno precalentado a 350° F durante unos 30 - 35 minutos o hasta que la parte superior esté dorada.

Pollo y dumplings del sur

Porciones: 4

Ingredientes:

Para los dumplings:

- 4 huevos
- ½ cucharadita de hierbas de Provenza
- 2 onzas de queso crema
- ½ cucharadita de gluten de trigo Para el pollo:
- 2 libras de pechuga de pollo, cortada en trozos del tamaño de un bocado.
- 2 cucharadas de cebollas picadas
- Pimienta al gusto
- 2 tazas de caldo de pollo
- Sal al gusto
- 4 cucharadas de apio picado
- 2 cucharaditas de aceite de oliva

Para la salsa:

- ½ taza de crema pesada
- 2 cucharadas de mantequilla
- ½ taza de caldo de pollo
- 2 onzas de queso crema
- ½ cucharadita de hierbas de Provenza

Instrucciones:

1. Para hacer los dumplings: Toma una gran bandeja de hornear y fórrala con una lámina de silicona. Engrásala con aceite.

2. Añade los huevos, las hierbas de Provenza, el gluten de trigo y el queso crema en una licuadora y bátelo hasta que esté suave. Viértelo en la bandeja de hornear.

3. Hornea en un horno precalentado a 325° F durante unos 20 - 25 minutos o hasta que se asiente.

4. Una vez que esté listo, saca la bandeja del horno y déjala deja enfriar. Pícalo en trozos cuadrados y déjalo a un lado en un plato.

5. Para hacer el pollo: Coloca una sartén antiadherente a fuego medio. Añade aceite. Una vez que el aceite se caliente, agrega el apio, las cebollas y el pollo y cocina hasta que las verduras estén ligeramente tiernas.
6. Añade el caldo y revuelve. Baja el fuego y deja que se cocina a fuego lento.
7. Deja caer los dumplings en la sartén. Cubre la sartén y deja que se cocine durante 15 o 20 minutos. No la destapes durante este tiempo. Se habrán convertido en el doble de su tamaño original.
8. Destapa y cocina hasta que la mayor parte del caldo se evapore.
9. Para hacer la salsa: Añade el caldo, el queso crema y la nata en un recipiente apto para microondas. Cocina en alto durante un minuto. Revuelve hasta que esté bien combinado.
10. Vierte la salsa en la sartén. Añade la mantequilla y las hierbas de Provenza y revuelve.

11. Continúa hirviendo a fuego lento hasta que se espese. Revuelve de vez en cuando. Añade sal y pimienta al gusto.

12. Adorna con perejil y sirve.

Pollo cremoso y dumplings con queso

Porciones: 8

Ingredientes:

Para el pollo:

- 2 cucharadas de aceite de oliva
- 1 cucharadita de condimento italiano
- 2 libras de pechuga de pollo o de carne, cortada en cubos de 1 pulgada.
- ½ cebolla pequeña, picada
- 2 tallos de apio, cortados en cubos
- 1 zanahoria mediana, cortada en cubos
- 2 tazas de caldo de hueso de pollo
- 2 cucharadas de mantequilla
- 1 cucharadita de sal rosa del Himalaya
- Pimienta al gusto
- 1 ½ tazas de crema batida pesada
- ½ cucharadita de goma xantana

- 3 cucharaditas de condimento italiano

Para los dumplings:

- 2/3 taza de harina de almendra super fina
- ½ cucharadita de polvo de hornear
- 1 ½ tazas de queso mozzarella rallado
- 1 ½ tazas de queso cheddar rallado
- 8 cucharadas de mantequilla, derretida, enfriada
- 8 huevos grandes
- ½ cucharadita de sal rosa del Himalaya
- 4 cucharadas de crema agria
- 2 cucharadas de tomillo seco
- Pimienta al gusto

Instrucciones:

1. Para hacer el pollo: Coloca una sartén grande a fuego medio- alto. Añade aceite y deja que se caliente.

2. Espolvorea pimienta y sal rosa del Himalaya sobre el pollo y añádelo a la sartén. Revuelve de vez en cuando hasta que el pollo se cocine bien, teniendo cuidado de no cocerlo demasiado. Retira el pollo de la sartén con una cuchara ranurada y déjalo a un lado en un plato.

3. Añade mantequilla a la sartén. Cuando la mantequilla se derrita, añade la cebolla, la zanahoria y el apio y cocina hasta que estén ligeramente tiernas.

4. Añade el caldo, la crema, el condimento italiano y el goma xantana y revuelve hasta que estén bien combinados.

5. Baja la temperatura y cúbrelo con una tapa. Cocina a fuego lento hasta que la salsa esté espesa. Añade el pollo a la sartén y revuelve. Déjalo calentar durante 3 o 4 minutos. Apaga el fuego.

6. Añade el pollo y la salsa en un gran plato para hornear.

7. Mientras tanto, haz la mezcla de dumplings: Añade la mantequilla, los huevos, la crema agria y la sal rosa del

Himalaya en un tazón para mezclar y revuelve hasta que se incorpore bien.

8. Añade la harina de almendras y el polvo de hornear. Mezcla hasta que se forme una masa. Dobla suavemente la mozzarella y el queso cheddar en la masa, hasta que se incorpore bien.

9. Vierte la mezcla de dumpling sobre el pollo. Deberías tener una capa gruesa de la masa.

10. Precalienta el horno a 400° F.

11. Coloca la bandeja de hornear en la rejilla superior del horno.

12. Hornea durante unos 15 o 20 minutos dependiendo de cómo te guste que se cocine el dumpling.

Estofado de pollo y dumplings

Porciones: 8 (con 2 bolas de masa cada una)

Ingredientes:

Para los dumplings:

- 24 onzas de pechugas de pollo deshuesadas y sin piel
- ½ taza de queso parmesano rallado
- ½ cucharadita de pimienta
- 12 onzas de coliflor, cortada en ramilletes
- ½ cucharadita de sal o al gusto
- ½ cucharadita de cebolla en polvo
- 1 cucharadita de orégano seco

Para la sopa:

- 4 dientes de ajo, pelados y cortados en rodajas
- ½ cucharadita de pimienta
- 20 onzas de coliflor, cortada en ramilletes
- ½ cucharadita de sal o al gusto
- 2 cucharadas de aceite de oliva

- 8 tazas de caldo de pollo
- 6 cucharadas de queso ricota
- ½ cucharadita de tomillo molido
- 2 cucharaditas de jugo de limón

Instrucciones:

1. Coloca una hoja de papel de aluminio en una gran bandeja para hornear.
2. Seca el pollo dándole palmaditas con toallas de papel. Añade el pollo, la coliflor, la sal, la pimienta, la cebolla en polvo, el parmesano y el orégano en el tazón del procesador de alimentos y procesa hasta que esté suave y bien combinado.
3. Divide la mezcla en 16 partes iguales y dale forma de bola. Coloca las bolas en la bandeja de hornear preparada.
4. Hornea los dumplings en un horno precalentado a 325° F durante unos 35 minutos o hasta que se doren. Gira las bolas a la mitad de la cocción.

5. Mientras tanto, coloca una olla de sopa a fuego alto. Añade aceite. Cuando el aceite esté caliente, añade el ajo y saltéalo hasta que se dore.

6. Añade caldo y cubre la olla. Cuando empiece a hervir, añade coliflor y vuelve a tapar. Cocina hasta que la coliflor esté muy suave.

7. Apaga el fuego. Mezcla con una licuadora de inmersión hasta que esté suave. Añade el ricota y bátelo hasta que esté suave también.

8. Vuelve a coloca la olla sobre el fuego. Añade sal, pimienta, tomillo y jugo de limón. Destapa y cocina por 5 - 6 minutos.

9. Pon el guiso en tazones. Pon dos bolas de masa en cada tazón y sírvelas.

Capítulo 4: Recetas de pollo frito cetogénico

Pollo frito Ceto # 1

Porciones: 2

Ingredientes:

- Aceite, para freír, según sea necesario
- 2 muslos de pollo deshuesados y sin piel, cortados cada uno en 3 piezas iguales.

Para el baño de huevos:

- 1 cucharada de crema batida pesada
- 1 huevo grande Para empanar:
- 1/3 de taza de queso parmesano finamente rallado
- 1/3 taza de harina de almendra blanqueada
- ½ cucharadita de sal
- ¼ cucharadita de pimentón
- ¼ cucharadita de pimienta

- ¼ cucharadita de pimienta de cayena

Instrucciones:

1. Coloca una sartén profunda a fuego medio-alto. Añade suficiente aceite para cubrir unos 2 centímetros de altura desde el fondo de la sartén. Deja que se caliente.
2. Para el baño con huevos: Bate juntos los huevos y la crema pesada.
3. Para hacer pan: Añade todos los ingredientes del empanizado en un bol poco profundo.
4. Seca el pollo dándole palmaditas con toallas de papel.
5. Reboza el pollo en la mezcla para empanar, uno a la vez. Agita para eliminar el exceso de mezcla. Luego sumérgela en un baño de huevos. Agita para eliminar el exceso de huevo.
6. Vuelve a pasar por la mezcla de empanado.

7. Cuando el aceite esté bien calentado, pero no humeante, baja con cuidado algunos de los trozos de pollo al aceite y cocínalos hasta que estén bien dorados por todas partes. Cocina en tandas.

8. Saca el pollo con una cuchara ranurada y ponlo en un plato forrado con toallas de papel.

9. Sirve de inmediato.

Pollo frito Ceto # 2

Porciones: 2

Ingredientes:

Para el pollo:

- Aceite, para freír, según sea necesario
- 1 huevo
- ¼ taza de aislado de proteína de suero
- ½ libra de muslos de pollo deshuesados, cortados en trozos del tamaño de un bocado
- 1 cucharadita de pimentón
- ¼ cucharadita de chile en polvo
- ¼ cucharadita de cebolla en polvo
- ½ cucharadita de sal rosa del Himalaya
- 1/8 de cucharadita de semillas de apio
- 1 ½ cucharadas de leche de almendras sin azúcar
- 2 dientes de ajo, picados
- 1 ½ cucharaditas de orégano seco

- ¼ cucharadita de salvia
- ½ cucharadita de ajo en polvo
- ¼ cucharadita de pimienta
- 1/8 de cucharadita de pimienta de cayena

Para el aderezo ranchero picante:

- 1/8 de cucharadita de ajo en polvo
- 1/8 de cucharadita de pimienta
- ¼ cucharadita de chile en polvo
- ¼ cucharadita de orégano seco
- ½ cucharada de leche de almendras sin azúcar
- Unas pocas gotas de aceite de chile
- ¼ cucharadita de pimentón
- ¼ cucharadita de jugo de limón
- 1/8 de cucharadita de sal rosa del Himalaya o al gusto
- 1 ½ cucharadas de mayonesa ceto

Instrucciones:

1. Añade las especias, el pollo y la leche de almendras en un tazón y revuelve hasta que esté bien cubierto.
2. Añade el huevo y revuelve.
3. Coloca una sartén profunda a fuego medio-alto. Añade suficiente aceite para cubrir unos 2 centímetros de altura desde el fondo de la sartén. Deja que se caliente.
4. Pon la proteína del suero en un plato.
5. Cuando el aceite esté bien calentado, pero no humeante, pasa los trozos de pollo, uno a uno por la proteína de suero. Cuidadosamente, deja caer los trozos de pollo en el aceite. Añade unos pocos trozos a la vez y cocina hasta que se doren por completo.
6. Saca el pollo con una cuchara ranurada y ponlo en un plato forrado con toallas de papel.
7. Fríe el pollo restante de manera similar.

8. Para hacer aderezo ranchero picante: Añade todos los ingredientes para el aderezo ranchero picante en un tazón y revuelve hasta que estén bien combinados.

9. Sirve el pollo frito con aderezo ranchero picante.

Pollo frito Ceto # 3

Porciones: 2

Ingredientes:

- 8,8 onzas de alas de pollo
- Aceite o manteca de coco, para freír, según sea necesario.
- ¼ cucharadita de pimentón
- 1 cucharada de ajo picado
- ½ cucharadita de condimento de limón y ajo
- 1 huevo pequeño
- ½ cucharadita de ajo en polvo
- ½ cucharadita de pimienta
- 1 cucharada de leche de coco sin endulzar
- ¼ taza de concentrado de proteína de suero

Instrucciones:

1. Añade todas las especias, la leche de coco, el ajo y los huevos en un tazón y revuelve bien.
2. Añade el pollo y revuelve hasta que esté bien cubierto.

3. Coloca una sartén profunda a fuego medio-alto. Añade suficiente aceite para cubrir unos 2 centímetros de altura desde el fondo de la sartén. Deja que se caliente.

4. Pon la proteína del suero en un plato.

5. Cuando el aceite esté bien calentado, pero no humeante, pasa los trozos de pollo, uno a uno en la proteína del suero. Cuidadosamente, deja caer los trozos de pollo en el aceite. Añade unos pocos trozos a la vez y cocina hasta que se doren por completo.

6. Saca el pollo con una cuchara ranurada y ponlo en un plato forrado con toallas de papel.

7. Fríe el pollo restante de manera similar.

8. Sirve con una salsa de tu elección.

Pollo frito al horno # 1

Porciones: 3

Ingredientes:

- 1 libra de trozos de pollo
- 1 huevo, batido
- 1 cucharadita del condimento original de Mrs. Dash
- ½ cucharadita de cebolla en polvo
- 3 onzas de piel de cerdo frita picante, finamente molida
- 2 cucharadas de salsa picante
- ½ cucharadita de ajo en polvo

Instrucciones:

1. Bate el huevo y la salsa picante en un tazón. Añade el pollo y revuelve hasta que esté bien combinado.
2. Añade piel de cerdo molida, ajo en polvo, condimento Mrs. Dash y cebolla en polvo en una bolsa Ziploc.
3. Retira el pollo con una cuchara ranurada, sacudiendo el exceso de huevo. Añade el pollo a la bolsa Ziploc. Sella la

bolsa y dale la vuelta para que el pollo quede bien cubierto con la mezcla.

4. Coge una bandeja para hornear y ponle una rejilla de alambre encima. Rocía un poco de spray de cocina sobre la rejilla.

5. Pon el pollo en la encimera. Rocía un poco de spray de cocina sobre el pollo también.

6. Hornea el pollo en un horno precalentado a 400° F durante unos 50 o 60 minutos o hasta que esté crujiente y dorado. Gira el pollo a la mitad de la cocción.

Pollo frito al horno # 2

Porciones: 6

Ingredientes:

- 2 onzas de chicharrones de cerdo, aplastados
- ½ cucharadita de sal
- ½ cucharilla de orégano
- ½ cucharadita de pimentón ahumado
- 1 huevo pequeño
- 1 ½ cucharadas de mostaza Dijon
- ¾ cucharadita de tomillo seco
- ½ cucharadita de pimienta
- ¼ cucharadita de ajo en polvo
- 6 patas y muslos de pollo con hueso, sin piel
- 1 onza de mayonesa

Instrucciones:

1. Coloca la corteza de cerdo, los condimentos, la sal y las hierbas secas en un recipiente poco profundo y revuelve.

2. Añade el huevo, la mostaza Dijon y la mayonesa en otro tazón y revuelve.
3. Sumerge el pollo en la mezcla de huevos, de uno en uno. Agita para dejar el exceso de huevo.
4. Pasa por la mezcla de corteza de cerdo.
5. Coge una bandeja para hornear y ponle una rejilla de alambre encima. Rocía un poco de spray de cocina sobre la rejilla.
6. Pon el pollo en la bandeja. Rocía un poco de spray de cocina sobre el pollo también.
7. Hornea el pollo en un horno precalentado a 400° F durante unos 50 o 60 minutos o hasta que esté crujiente y dorado. Gira el pollo a la mitad de la cocción.

Alas de pollo fritas

Porciones: 3

Ingredientes:

- 16 secciones de alas de pollo
- 1 cucharada de ajo picado
- ¼ cucharadita de pimentón
- ¼ cucharadita de sal kosher
- ¼ taza de aislado de proteína de suero en polvo, sin sabor
- 1 huevo pequeño
- ½ cucharada de ajo en polvo
- ¼ cucharadita de pimienta
- 1 cucharada de agua
- Aceite de coco, para freír

Instrucciones:

1. Coloca una sartén profunda a fuego medio-alto. Añade suficiente aceite para cubrir unos 2 centímetros de altura desde el fondo de la sartén. Deja que se caliente.

2. Añade el huevo, las especias, la sal y el agua en un tazón y bate bien.
3. Pon la proteína de suero en polvo en un recipiente poco profundo.
4. Cuando el aceite esté bien caliente, pero no humeante, sumerge los trozos de pollo en la mezcla de huevos, uno a uno. Agita para eliminar el exceso de huevo. A continuación, sumergir el pollo en la proteína del suero. Cuidadosamente deja caer los trozos de pollo en el aceite. Añade unos cuantos trozos cada vez y cocina hasta que se doren por completo.
5. Saca el pollo con una cuchara ranurada y ponlo en un plato forrado con toallas de papel.
6. Fríe el pollo restante de manera similar.
7. Sirve con una salsa de tu elección.

Pollo frito del sur

Porciones: 4 – 5

Ingredientes:

- 2 ½ libras de cuartos de pata de pollo
- ½ cucharadita de pimienta
- ½ cucharadita de pimentón
- Aceite, para freír, según sea necesario
- ½ cucharadita de sal
- ½ cucharadita de ajo en polvo
- ½ taza de harina de coco

Instrucciones:

1. Añade la sal y las especias en un tazón y revuelve. Espolvorea sobre el pollo. Frota bien el pollo. Colócalo en un tazón. Enfríalo durante 2 a 8 horas.
2. Espolvorea harina de coco por todo el pollo.

3. Coloca una sartén profunda a fuego medio-alto. Añade suficiente aceite para cubrir unos 2 centímetros de altura desde el fondo de la sartén. Deja que se caliente.
4. Cuando el aceite esté bien calentado, pero no humeante, con cuidado deja caer los trozos de pollo en el aceite.
5. Añade unos cuantos trozos a la vez y cocina hasta que se doren por completo.
6. Saca el pollo con una cuchara ranurada y ponlo en un plato forrado con toallas de papel.
7. Fríe el pollo restante de manera similar.
8. Sirve con una salsa de tu elección.

Pollo frito coreano

Porciones: 4

Ingredientes:

- 8 filetes de muslo de pollo, deshuesados, sin piel, cortados en 2 - 3 rebanadas
- 2 huevos grandes, batidos ligeramente
- 4 cucharadas de pasta de gochujang
- 4 dientes de ajo, aplastados
- 2 cucharadas de aceite de sésamo
- Aceite, para freír, según sea necesario
- 2 cebolletas, cortadas en rodajas finas
- 2 tazas de harina de almendra
- 10 onzas de chicharrones de cerdo, aplastados
- 2 cucharaditas de endulzante granulado o eritritol
- 2 pulgadas de jengibre, rallado
- 8 cucharadas de vinagre de vino de arroz
- Semillas de sésamo para adornar

Instrucciones:

1. Para hacer la salsa: Coloca una cacerola a fuego medio. Añade aceite de sésamo y deja que se caliente.

2. Añade el jengibre y el ajo y cocínalo durante un minuto hasta que se vuelva marrón claro y aromático.

3. Añade el vinagre y el gochujang. Cuando empiece a hervir, añade el viraje y remueve. Apaga el fuego.

4. Para hacer el pollo: Coloca una sartén profunda a fuego medio-alto. Añade suficiente aceite para cubrir unos 2 centímetros de altura desde el fondo de la sartén. Deja que se caliente.

5. Pon la harina de almendra en un bol. Pon las cortezas de cerdo en otro tazón.

6. Cubre los trozos de pollo con harina de almendras, de uno en uno. Luego sumérgelos en huevo. Agita para dejar caer el exceso de huevo y finalmente sumergirlo en chicharrones de cerdo.

7. Cuando el aceite esté bien calentado, pero no humeante, con cuidado deja caer los trozos de pollo en el aceite. Añade unos cuantos trozos a la vez y cocina hasta que estén ligeramente dorados por todas partes.
8. Saca el pollo con una cuchara ranurada y ponlo en un plato forrado con toallas de papel.
9. Fríe el pollo restante de manera similar.
10. Deja que el aceite se caliente bien pero no debe humear. Fríe los trozos de pollo una vez más hasta que estén dorados y crujientes.
11. Pon el pollo en un tazón. Vierte la salsa sobre el pollo y mézclalo bien.
12. Espolvorea semillas de sésamo y cebollas de verdeo encima y sirve.

Alas de búfalo fritas

Porciones: 3 – 4

Ingredientes:

- 2 libras de alas de pollo, recortadas, divididas en alas y muslos.
- 1 cucharadita de pimentón
- 1 cucharadita de pimienta
- 1 cucharadita de ajo en polvo
- 1 cucharadita de sal
- 1 cucharada de aceite de oliva
- ½ cucharada de salsa picante
- 2 onzas de mantequilla, derretida

Instrucciones:

1. Añade las alas de pollo en un tazón.
2. Añade todas las especias, la sal y el aceite en otro tazón y revuelve. Frota esta mezcla en las alas. Cúbrelas y deja enfriar durante un par de horas.

3. Coloca una sartén profunda a fuego medio-alto. Añade suficiente aceite para cubrir unos 2 centímetros de altura desde el fondo de la sartén. Deja que se caliente.
4. Cuando el aceite esté bien calentado, pero no humeante, con cuidado deja caer los trozos de pollo en el aceite. Añade unos cuantos trozos a la vez y cocina hasta que esté hecho.
5. Saca el pollo con una cuchara ranurada y ponlo en un plato forrado con toallas de papel.
6. Fríe el pollo restante de manera similar.
7. Mezcla la mantequilla y la salsa picante en un recipiente. Añade el pollo y revuelve.
8. Sirve con aderezo de queso feta si se desea.

Pollo frito de KFC

Porciones: 2

Ingredientes:

Para la mezcla de condimentos de KFC:

- ½ cucharadita de sal rosa del Himalaya
- ½ cucharadita de pimienta negra
- ½ cucharadita de polvo de mostaza seca
- ½ cucharadita de jengibre molido
- ½ cucharada de pimienta blanca
- ½ cucharadita de sal de apio
- 1 cucharadita de sal de ajo
- 1 pizca de pimienta de cayena
- 1/8 de cucharadita de orégano seco
- ¼ cucharadita de tomillo seco
- 2 cucharaditas de pimentón

Para el marinado de suero:

- 1 taza de leche con mantequilla (o una mezcla de 1 ½ cucharadas de crema espesa, 1 taza de leche baja en carbohidratos y 2 cucharadas de vinagre blanco destilado)
- ½ de la mezcla de condimentos de KFC (receta dada anteriormente)
- 1 huevo

Para el pollo:

- 1 libra de muslos de pollo o pechugas de pollo o muslos de pollo.
- Aceite para freír, según sea necesario
- 1 ¼ tazas de polvo de proteína de suero sin sabor
- ½ de la mezcla de condimentos de KFC (receta dada anteriormente)

Instrucciones:

1. Para hacer la mezcla de condimentos de KFC: Agrega todos los ingredientes para el condimento de KFC en un bol y revuelve.

2. Para hacer pollo: Añade suero de leche y huevo y bate bien. Agregar el condimento de KFC y revuelve.

3. Añade el pollo y revuelve. Cubre el tazón con papel de aluminio y deja enfriar durante 4 a 8 horas.

4. Coloca una sartén profunda a fuego medio-alto. Añade suficiente aceite para cubrir unos 2 centímetros de altura desde el fondo de la sartén. Deja que se caliente.

5. Coloca la proteína de suero en polvo y la mezcla de condimentos de KFC en un bol poco profundo. Coloca los chicharrones de cerdo en otro bol.

6. Retira los trozos de pollo de la mezcla y pasa los trozos de pollo, uno a uno, en la mezcla de proteína de suero en polvo.

7. Cuando el aceite esté bien calentado, pero no humeante, con cuidado deja caer los trozos de pollo en el aceite. Añade unos cuantos trozos a la vez y cocina hasta que estén ligeramente dorados por todas partes.

8. Saca el pollo con una cuchara ranurada y ponlo en un plato forrado con toallas de papel.

9. Fríe el pollo restante de manera similar.

10. Sirve caliente.

Pollo frito con sésamo chino

Porciones: 4 – 5

Ingredientes:

Para el pollo:

- 2 libras de muslos de pollo, cortados en trozos del tamaño de un bocado.
- 2 cucharadas de goma xantana o polvo de arrurruz
- Pimienta al gusto
- 2 huevos grandes
- 2 cucharadas de aceite de sésamo, tostado
- Sal al gusto

Para la salsa:

- 4 cucharadas de aminos de coco o salsa de soja sin gluten
- 4 cucharadas de Sukrin Gold o de Lakanto Golden Monk Fruit.
- 2 cucharaditas de jengibre recién rallado
- 4 cucharadas de semillas de sésamo

- 2 cucharadas de aceite de sésamo tostado o más si es necesario
- 2 cucharadas de vinagre blanco destilado
- 2 dientes de ajo, pelados y picados.
- ½ cucharadita de goma xantana

Instrucciones:

1. Para hacer el pollo: Añade los huevos en un bol y bate bien. Añade la goma xantana y bate bien.
2. Pon los pedazos de pollo en el tazón y revuelve hasta que estén bien cubiertos.
3. Añade el aceite en una cacerola grande. Coloca la cacerola a fuego medio. Cuando el aceite se caliente, saque los trozos de pollo de la masa, uno por uno y colócalos con cuidado en la sartén.
4. Cocina hasta que se dore todo y se cocina completamente.

5. Para hacer la salsa: Añade todos los ingredientes para la salsa en un tazón y revuelve hasta que estén bien combinados.

6. Añade la salsa a la sartén del pollo y revuelve hasta que esté bien cubierto.

7. Divide en porciones. Esparce semillas de sésamo y cebolletas encima y sirve. Puedes servirlo tal cual o con brócoli al vapor o arroz con coliflor.

Pollo crujiente con corteza de parmesano

Porciones: 2

Ingredientes:

- ½ libra de pechugas de pollo, cortadas en 2 mitades horizontalmente
- ¼ cucharadita de ajo en polvo
- ½ taza de queso parmesano finamente rallado
- 1 huevo
- ½ cucharadita de condimento italiano o más al gusto
- Sal al gusto
- ¼ taza de harina de almendra
- Pimienta al gusto
- 1 ½ cucharadas de aceite de oliva o mantequilla

Instrucciones:

1. Espolvorea sal, pimienta, ajo en polvo y condimento italiano sobre el pollo.

2. Añade la harina de almendras y el queso parmesano en un bol y revuelve.
3. Añade el huevo en otro tazón y bátelo bien.
4. Moja el pollo en el huevo, de uno en uno. Sacude el exceso de huevo, pásalo por la mezcla de parmesano. Sacude el exceso de parmesano, coloca en un plato.
5. Coloca una sartén antiadherente grande a fuego medio. Añade aceite y deja que se caliente. Coloca el pollo en la sartén, sin superponerlo.
6. Cocina hasta que la parte inferior esté dorada. No voltees el pollo hasta que la parte inferior esté dorada.
7. Voltea y cocina el otro lado hasta que se dore.

Pollo frito con suero de leche

Porciones: 2

Ingredientes:

- 1 libra de muslos de pollo deshuesados cortados en trozos de 2 x 3 pulgadas
- 1 cucharadita de salsa picante o al gusto
- 1 huevo
- ¼ taza de suero de leche
- Aceite, para freír, según sea necesario (preferiblemente aceite de coco o de oliva)
- 1 taza de harina de almendras
- ½ cucharadita de gránulos de ajo
- ½ cucharadita de pimentón ahumado
- ½ cucharadita de cebolla en polvo
- ½ cucharadita de pimienta
- Sal al gusto

Instrucciones:

1. Añade el suero de leche y la salsa picante en un tazón y revuelve. Añade el pollo y deja que se cubra bien.
2. Cubre el plato con una envoltura de plástico y deja enfriar durante una hora. Escurre el suero de leche del tazón.
3. Coloca una hoja de papel de aluminio sobre una bandeja para hornear. Coloca una rejilla de refrigeración sobre ella. Colócala en la encimera, cerca de la bandeja.
4. Coloca una sartén profunda a fuego medio-alto. Añade suficiente aceite para cubrir unos 2 centímetros de altura desde el fondo de la sartén. Deja que se caliente.
5. Añade el huevo en un bol y bátelo bien.
6. Pon la harina de almendras, la sal y todas las especias en un bol y revuélvelo.
7. Cuando el aceite esté bien calentado, pero no humeante, sumerge los trozos de pollo en el huevo, uno a uno. Sacudiendo el exceso de huevo, se pasa por la harina de almendras. Sacudiendo el exceso de harina, con cuidado, se

sumergen los trozos de pollo en el aceite. Añade unos cuantos trozos a la vez y cocina hasta que esté ligeramente marrón.

8. Retira el pollo con una cuchara ranurada y colócalo en la rejilla.
9. Fríe el pollo restante de manera similar.
10. Ahora coloca la bandeja de hornear con rejilla en un horno precalentado.
11. Hornea a 400° F durante unos 20 minutos o hasta que el pollo esté bien cocido por dentro. Gira el pollo a la mitad de la cocción.

Pollo frito con salsa de mantequilla

Porciones: 4

Ingredientes:

- Para la salsa de mantequilla:
- 4 cucharadas de mantequilla
- 2 cucharadas de agua
- 3 cucharadas de aislado de proteína de suero sin sabor
- 2 cucharadas de crema batida pesada

Para el pollo:

- 4 patas de pollo, con piel
- ¼ cucharadita de pimentón
- 1/8 de cucharadita de cebolla en polvo
- ¼ cucharadita de sal rosa del Himalaya
- 1/8 de cucharadita de ajo en polvo
- ¼ cucharadita de comino molido
- 1/8 de cucharadita de pimienta

Para empanar:

- ¾ taza de corteza de cerdo en polvo
- ¼ taza de harina de almendra
- ½ cucharadita de cebolla en polvo
- ½ cucharadita de ajo en polvo
- ½ cucharadita de sal

Instrucciones:

1. Para hacer la salsa de mantequilla: Poner una cacerola a fuego lento. Añade la mantequilla y deja que se derrita.
2. Añade la proteína del suero y bate bien. Añade agua y crema y bate hasta que estén bien combinadas. Retira la cacerola del fuego. Deja que se enfríe.
3. Para hacer pollo: Pon el pollo en una bolsa con cierre.
4. Añade todas las especias y la sal en un tazón y revuelve. Espolvorea la mezcla de especias sobre el pollo.
5. Sella la bolsa. Gira la bolsa unas cuantas veces para que el pollo quede bien cubierto con las especias.
6. Forra una bandeja para hornear con papel de aluminio.

7. Vierte la salsa de mantequilla en un bol.
8. Añade todos los ingredientes para la mezcla de empanado en un recipiente poco profundo y revuelve.
9. Sumerge los trozos de pollo en la salsa de mantequilla, uno a uno y pásalos en la mezcla para empanar y colócalos en la bandeja de hornear.
10. Hornea el pollo en un horno precalentado a 375° F durante unos 20 minutos o hasta que esté crujiente y bien cocido. Gira el pollo a la mitad de la cocción.

Capítulo 5: Recetas de cazuela cetogénica

Cazuela de pizza con queso
Porciones: 4

Ingredientes:

- ½ libra de salchicha italiana
- 3 dientes de ajo, picados
- 1 cucharada de condimento italiano
- ½ taza de rebanadas finas de pepperoni
- 1 taza de queso mozzarella rallado
- ½ taza de queso parmesano rallado
- ¼ cebolla, finamente picada
- 4 onzas de champiñones cremini, cortados en rodajas finas
- ½ pimiento, sin semillas, en cubitos
- ¼ taza de aceitunas negras en rodajas
- ½ taza de queso ricota
- ½ lata de tomates cortados en cubos, con su líquido

Instrucciones:

1. Coloca una cacerola a fuego medio-alto. Añade la salchicha y cocina hasta que se dore. Retira la salchicha con una cuchara ranurada y déjala a un lado. Deja que la grasa cocida permanezca en la sartén. Añade las cebollas y cocínalas hasta que se ablanden.
2. Baja el calor a medio-bajo. Agrega el ajo y cocina hasta que la cebolla se vuelva de color marrón claro.
3. Luego los champiñones y la pimienta van a la sartén. Cocina hasta que estén ligeramente tiernos. Retira cualquier líquido que libere la verdura. Esto es necesario. También puedes apretar los champiñones y los pimientos para eliminar la humedad.
4. Engrasa una pequeña cacerola con spray de cocina.
5. Esparce la mitad de la salchicha en el fondo de la cazuela. Esparce finas capas de ricota seguidas de parmesano y mozzarella.

6. Esparce la mitad de las verduras seguidas de 1/3 de las rodajas de pepperoni.
7. Esparce la mitad de los tomates con el líquido.
8. Repite los pasos 6 - 8 una vez más. Esparce el resto de ricota, parmesano y mozzarella. Pon las rebanadas de pepperoni restantes encima.
9. Cubre el plato con papel de aluminio.
10. Hornea el pollo en un horno precalentado a 350° F durante unos 25-30 minutos. Destápalo después de 15 - 18 minutos de cocción.

Cazuela de tacos

Porciones: 5

Ingredientes:

- ½ libra de carne molida
- 3 huevos, ligeramente batidos
- 1 diente de ajo, picado
- 1 - 2 cucharadas de condimento para tacos ceto
- ½ taza de crema pesada,
- Pimienta recién molida a gusto
- ½ jalapeño, finamente picado, para servir (opcional)
- ½ taza de queso cheddar rallado
- Crema agria, para adornar
- Sal Kosher a gusto
- 1 cucharada de perejil fresco picado, para adornar

Instrucciones:

1. Coloca una sartén a fuego medio. Añade la carne, el condimento para tacos, la sal y la pimienta. Rómpela simultáneamente mientras se cocina.
2. Cocina hasta que la carne ya no esté rosada.
3. Apaga el calor. Pásalo a una pequeña cacerola o bandeja para hornear.
4. Añade los huevos, el ajo y la crema en un bol y bátelos bien.
5. Esparce la mezcla uniformemente sobre la carne. Espolvorea el queso por encima.
6. Hornea en un horno precalentado a 350° F durante unos 30 minutos o hasta que esté listo.
7. Vierte crema agria encima. Espolvorea perejil y jalapeño y sirve.

Cazuela de jamón cremoso y brócoli

Porciones: 4

Ingredientes:

- 1 taza de jamón cortado en cubos
- 4 onzas de queso crema, suavizado
- ¼ taza de mayonesa ceto
- ½ cucharadita de cebolla en polvo
- ¼ cucharadita de pimentón ahumado
- 1/8 de cucharadita de tomillo
- ½ cucharadita de sal de ajo
- ¼ cucharadita de albahaca
- 1/8 de cucharadita de romero
- ½ taza de chicharrones de cerdo triturados (opcional)
- ½ taza de queso rallado
- 1 bolsa (14 onzas) de brócoli congelado
- ½ taza de yogur griego natural

Instrucciones:

1. Pon a un lado el queso y las cortezas de cerdo y añade el resto de los ingredientes en una bandeja de hornear engrasada. Mezcla bien.
2. Espolvorea queso y chicharrones de cerdo encima.
3. Hornea en un horno precalentado a 350° F durante unos 30 minutos o hasta que el queso esté marrón claro.

Cazuela de coles con queso

Porciones: 8

Ingredientes:

- 4 cucharadas de aceite de oliva
- Sal Kosher a gusto
- 2 cucharaditas de ajo en polvo
- 2 cucharaditas de orégano seco
- 4 tazas de salsa marinara ceto
- 2 libras de carne molida magra
- 1 cucharadita de pimienta
- 2 cucharaditas de cebolla en polvo
- 20 onzas de col fresca picada, descarta los tallos
- 8 onzas de mozzarella, triturada

Instrucciones:

1. Coloca una bandeja para horno a fuego medio-alto. Añade aceite. Una vez que el aceite se caliente, agrega la carne y

cocínala hasta que ya no esté rosada. Rómpela simultáneamente mientras se cocina.

2. Añade las especias, la sal y el orégano y revuelve.
3. Añade la col rizada y revuelve. Cocina hasta que la col rizada se marchite.
4. Añade la salsa marinara y calienta a fondo. Añade la mitad de la mozzarella y revuelve. Apaga el fuego. Espolvorea el resto de la mozzarella encima.
5. Pon el horno en modo parrilla y precaliéntalo.
6. Pasa el plato al horno. Asa un par de minutos, hasta que el queso se derrita.
7. Saca el plato del horno. Enfríalo durante 5 minutos y sírvelo.

Cazuela de atún y fideos

Porciones: 8

Ingredientes:

- 2 calabacines grandes, recortados
- 1 taza de cebolla picada
- 6 champiñones cremini grandes, cortados en rodajas finas
- 2 cucharaditas de sal
- 1 cucharadita de romero
- 4 - 6 cucharadas de mayonesa ceto
- 1 taza de nueces o nueces de nogal o anacardos picados
- 4 latas de Safe Catch Albacore Tuna en agua, drenadas
- 2 dientes de ajo, picados
- 2 cucharaditas de mostaza
- 2 cucharaditas de pimienta
- 2 cucharadas de jugo de limón
- 2 cabezas de brócoli, cortadas en trozos de ¼ pulgada

Para la crema de anacardo:

- ½ taza de anacardos, remojados en agua durante 8 horas
- 2/3 - ¾ taza de agua

Instrucciones:

1. Para hacer crema de anacardo: Escurre el agua empapada de los anacardos. Añade los anacardos y el agua fresca en una licuadora y bate hasta que esté suave.
2. Haz fideos de calabacín con un cortador o un pelador de juliana.
3. Esparce los fideos de calabacín en un paño de cocina. Sazona una cucharadita de sal sobre los fideos. Déjalos en esta posición durante unos 30 minutos.
4. Usando un tenedor, haz trozos finos del atún.
5. Añade la cebolla, el ajo, los champiñones, 2 cucharadas de mayonesa, el romero, el jugo de limón, la sal y la pimienta. Revuelve hasta que esté bien combinado.
6. Junta los bordes del paño de cocina y exprime el calabacín de exceso de humedad y añádelo a la cazuela. Mezcla bien.

7. Añade la crema de anacardo y revuelve.

8. Añade el brócoli, las nueces y el resto de la mayonesa y revuelve hasta que estén bien combinados.

9. Esparce esta mezcla sobre los fideos. Sazona con sal.

10. Hornea en un horno precalentado a 325° F durante unos 30 minutos o hasta que esté marrón claro en la parte superior.

Cazuela de pizza de calabacín

Porciones: 4

Ingredientes:

- 1 calabacín mediano, rallado
- ¼ taza de queso parmesano rallado
- 0,65 libras de pavo molido extra limpio
- ½ cucharada de cebolla picada seca
- ¼ cucharadita de ajo en polvo
- 10 rodajas de pepperoni
- 1 clara de huevo
- ¾ taza de queso mozzarella, dividido
- ½ taza de salsa marinara
- ¼ cucharadita de condimento italiano
- Sal al gusto

Instrucciones:

1. Espolvorea sal por todo el calabacín. Mézclalo bien y colócalo en un colador.

2. Después de 10 minutos, exprime el exceso de humedad que tiene el calabacín.
3. Añade el calabacín, el queso parmesano, la clara de huevo, el ajo en polvo, la mitad del queso mozzarella y el condimento italiano en un bol y mézclalo bien.
4. Esparce la mezcla en el fondo de una bandeja de hornear engrasada y presiónala en el plato.
5. Pon la temperatura del horno a 400° F y deja que se precalienta.
6. Pon la bandeja de hornear en el horno y hornea durante unos 20 minutos.
7. Mientras tanto, coloca una sartén a fuego medio. Añade el pavo y la cebolla picada seca y cocina hasta que el pavo se dore.
8. Añade la salsa marinara. Esparce la mezcla sobre la capa de calabacín.

9. Esparce el queso restante encima. Coloca rebanadas de pepperoni sobre el queso. Hornea durante otros 12-15 minutos.

Coliflor cremosa decorada

Porciones: 8 – 10

Ingredientes:

- 2 cabezas de coliflor, cortadas en ramilletes de 1 pulgada
- 16 onzas de queso cheddar Sharp, rallado
- 6 cucharadas de mantequilla, divididas
- 2 cucharaditas de pimentón ahumado
- 1 cucharadita de sal marina
- 2 paquetes (8 onzas cada uno) de queso crema
- 4 tazas de leche
- 2 tazas de champiñones Portabella bebé, cortados en cubos
- 2 cucharaditas de ajo en polvo

Instrucciones:

1. Coloca una cacerola a fuego medio. Añade 2 cucharadas de mantequilla. Cuando la mantequilla se derrita, agrega los champiñones y cocina hasta que estén ligeramente tiernos.
2. Agrega el pimentón y apaga el fuego.

3. Añade la mantequilla, la leche y el queso crema en una cacerola. Coloca la cacerola a fuego lento. Sigue revolviendo hasta que el queso crema se derrita.

4. Añade unas dos tazas de queso, poco a poco y revuelve bien cada vez. Añade sal y ajo en polvo.

5. Esparce coliflor en el fondo de una gran cazuela. Esparce los champiñones sobre la coliflor.

6. Pon la salsa de queso crema sobre la coliflor. Sella la parte superior de la cacerola con papel de aluminio.

7. Pon la temperatura del horno a 350° F y deja que se precaliente.

8. Pon una bandeja de hornear en el horno y hornea durante unos 60 minutos.

9. Destapa y espolvorea el queso restante encima. No cubras la bandeja con papel de aluminio.

10. Hornea durante 10 minutos.

Camarones con jalapeño veganos horneados
Porciones: 8

Ingredientes:

- 20 - 30 camarones medianos, pelados, descongelados
- 2 tomates grandes, cortados en rodajas de 1/3 de pulgada de grosor
- 2 jalapeños, cortados en rodajas, sin semillas
- 4 huevos
- 4 dientes de ajo, picados
- Sal al gusto
- 1 cucharadita de copos de chile + extra para adornar
- Pimienta al gusto
- ½ taza de cebolla roja en rodajas
- 4 calabazas amarillas o calabacines o una mezcla de ambas, cortadas en rodajas de ¼ pulgadas de grosor
- 2/3 taza de crema o crema de coco
- 4 cucharadas de mantequilla, derretida

- 4 cucharadas colmadas de harina sin gluten o harina de arrurruz o de almendras.
- 1 taza de queso parmesano rallado o más si te gusta el queso.
- Un puñado de cilantro, picado, para adornar

Instrucciones:

1. Engrasa una cacerola grande o una bandeja de hornear con un poco de aceite.
2. Coloca las cebollas en el fondo de la cacerola. Esparce calabaza, tomates, camarones y ajo sobre las cebollas, en capas.
3. Añade los huevos, la crema, la harina, la nata y la mantequilla en un bol y bátelo bien. Rocía esta mezcla sobre las verduras. Sazona con sal, pimienta y copos de chile rojo.
4. Espolvorea queso parmesano por encima.

5. Hornea en un horno precalentado a 350° F durante unos 30 minutos o hasta que las verduras y los camarones estén cocidos.

6. Espolvorea un poco de cilantro, sal, pimienta y hojuelas de pimienta roja por encima antes de servir.

Cazuela de pollo

Porciones: 12

Ingredientes:

- 1 ½ tazas de crema batida pesada o crema agria
- 6 cucharadas de pesto verde
- Pimienta al gusto
- 4 libras de muslos de pollo sin piel y sin hueso, cortados en trozos del tamaño de un bocado.
- Sal al gusto
- 8 onzas de tomates cherry, cortados por la mitad
- 14 onzas de queso rallado o más si te gusta el queso.
- 1 taza de queso crema
- Jugo de un limón
- 3 onzas de mantequilla
- 2 puerros, finamente picados
- 2 libras de coliflor, cortada en pequeños ramilletes

Instrucciones:

1. Añade la crema, el pesto, el queso crema, el jugo de limón, la sal y la pimienta en un tazón y mézclalo bien.
2. Coloca una sartén grande a fuego medio-alto. Añade la mitad de la mantequilla y deja que se derrita.
3. Espolvorea sal y pimienta sobre el pollo y colócalo en la sartén. Cocina hasta que se dore por completo. Sácalo con una cuchara ranurada y colócalo en un plato.
4. Repite los dos pasos anteriores y cocina el pollo restante.
5. Engrasa 2 grandes bandejas de hornear (9 x 13 pulgadas) con spray de cocina. Divide el pollo entre ellas.
6. Divide por igual la mezcla de queso crema y viértela sobre el pollo.
7. Divide en partes iguales y esparce puerros, tomates y coliflor sobre la capa de queso crema.
8. Divide equitativamente el queso y espárcelo sobre las verduras.
9. Cubre las bandejas con papel de aluminio.

10. Hornea en un horno precalentado a 400° F durante unos 30 minutos o hasta que el pollo esté cocido.

Cazuela de cerdo con mostaza ceto

Porciones: 5

Ingredientes

- 2 onzas de mantequilla
- ½ cucharada de tomillo fresco picado
- Una libra de carne de cerdo, cortada en cubos
- ½ taza de caldo de pollo
- 7 onzas de champiñones Portobello, en cuartos.
- 1 cebolla pequeña, picada
- Sal al gusto
- 1 ½ cucharadas de mostaza de grano entero
- 5,5 onzas de crema agria
- 1 ½ cucharadas de albahaca en rodajas finas

Instrucciones:

1. Derrite la mantequilla en una cacerola ignífuga, a fuego medio. Añade la cebolla, la sal y el tomillo y cocina hasta

que la cebolla se vuelva rosa. Añade el cerdo y cocínalo durante unos 4 o 5 minutos.

2. Añade el caldo, la mostaza y la crema agria. Cuando empiece a hervir, baja el fuego y cocina durante unos 10 o 12 minutos. Añade los champiñones y continúa cocinando hasta que el cerdo esté cocido. Si la salsa está aguada, cocínala unos minutos a fuego alto hasta que se espese.

Pastel al pastor de tocino

Porciones: 8

Ingredientes:

Para la capa de carne de vacuno:

- 6,5 onzas de tocino de jamón ahumado, alrededor de 7 - 8 tiras
- 1 taza de zanahorias cortadas en cubitos
- ½ taza de apio picado
- ½ taza de cebollas picadas
- 0,8 libras de carne molida
- ½ taza de caldo de pollo
- 1 cucharadita de condimento sin sal
- ¼ cucharadita de sal marina
- 1 cucharada de almidón de arrurruz
- ½ cucharadita de pimentón ahumado
- ¼ cucharadita de pimienta

Para el puré de coliflor:

- 1 cabeza de coliflor (18 - 20 onzas), cortada en ramilletes
- ½ cucharadita de ajo en polvo
- ½ cucharadita de sal
- 6 cucharadas de mantequilla sin sal
- ¼ cucharadita de pimienta
- ¼ taza de queso asiago rallado
- 6 onzas de queso crema, a temperatura ambiente.

Instrucciones:

1. Vaporiza la coliflor en el equipo de vapor que tengas, hasta que se ablande.
2. Añade todos los ingredientes en el tazón del procesador de alimentos y procesa hasta que esté suave. Pon a un lado.
3. Coloca una olla a fuego medio-alto. Añade el tocino y la carne y cocina hasta que la carne ya no esté rosada.
4. Añade el apio, la cebolla y las zanahorias. Revuelve cada 2 minutos durante unos 10 minutos.

5. Añade el caldo, el condimento sin sal, la sal, el almidón de arrurruz, el pimentón ahumado y la pimienta. Mezcla bien. Cocina hasta que esté espeso, revolviendo con frecuencia. Apaga el fuego.
6. Engrasa una gran bandeja de hornear o una cazuela con un poco de mantequilla o spray de cocina.
7. Pon la mezcla de carne en la cacerola. Espárcela uniformemente con una espátula.
8. Esparce el puré de coliflor uniformemente sobre la mezcla de carne.
9. Cubre el plato con papel de aluminio y refrigera hasta una hora antes de que quieras comer.
10. Saca la bandeja de hornear del refrigerador y ponla en la encimera durante 15 minutos.
11. Hornea en un horno precalentado a 400° F durante unos 30 minutos o hasta que la capa de coliflor esté bien y se dore en algunos puntos.

12. Saca la bandeja de hornear del horno y déjala enfriar por unos minutos.

13. Corta y sirve.

Cazuela de arroz y carne cremosa

Porciones: 4

Ingredientes:

- 1 libra de carne molida
- 12 onzas de arroz de coliflor congelado, descongelado, escurrido del exceso de humedad
- 2 ramitas de tomillo fresco
- 1 cucharadita de sal
- ½ cucharadita de la mezcla de especias favoritas de tu elección o usa más si lo deseas
- ¼ cucharadita de canela molida
- ½ taza de crema de anacardo
- ½ taza de nueces picadas
- 1 cucharada de ghee o aceite de coco o mantequilla
- 1 taza de espinaca bebé
- ½ taza de cebolla picada
- ½ cucharadita de pimienta o al gusto

- ¼ cucharadita de semillas de hinojo
- 3 rebanadas de tocino, picadas

Instrucciones:

1. Coloca una olla a fuego alto. Añade la grasa que estás usando. Cuando la grasa esté caliente, agrega la carne y cocina por un par de minutos. Rómpela simultáneamente mientras se cocina.
2. Añade la cebolla, la pimienta y la sal.
3. Cuando la cebolla se ablande, añade espinacas pequeñas y mézclalas bien.
4. Cocina hasta que las espinacas se marchiten y la mezcla esté seca.
5. Añade el arroz con coliflor. Caliéntalo durante un par de minutos.
6. Añade las hojas de tomillo (separa las hojas de las ramas), canela, semillas de hinojo, pimienta y sal. La mezcla debe

estar seca. Sigue revolviendo con frecuencia hasta que se seque.

7. Añade la leche de anacardo y mézclala bien. Retira del fuego.

8. Transfiere la mezcla a una cacerola. Espárcela uniformemente.

9. Esparce el tocino encima.

10. Finalmente esparce nueces por toda la capa de tocino.

11. Hornea en un horno precalentado a 400° F durante unos 15-20 minutos o hasta que el tocino y las nueces estén doradas.

12. Saca del horno y deja enfriar durante unos minutos.

13. Corta y sirve.

Capítulo 6: Chips Cetogénicos y Recetas de Dips

Chips de col y tocino

Porciones: 10

Ingredientes:

- 10 tazas de col rizada, descartar los tallos duros y las ramas (unos 2 racimos), desgarradas
- 4 cucharadas de mantequilla
- Ajo en polvo al gusto
- ½ taza de grasa de tocino
- Sal al gusto

Instrucciones:

1. Coloca una hoja de papel pergamino en una bandeja para hornear.
2. Derrite la mantequilla y la grasa de tocino en una pequeña sartén a fuego lento. Apaga el fuego. Añade la sal y mézclala bien.

3. Pon la col rizada en un gran tazón. Vierte la mezcla de mantequilla sobre la col rizada y mézclala con las manos.

4. Esparce las hojas en la bandeja de hornear preparada en una sola capa. Espolvorea ajo en polvo sobre la col rizada.

5. Hornea en un horno precalentado a 300° F durante 25 minutos o hasta que esté crujiente y sea de color verde oscuro. Deja enfriar completamente y guarda en un recipiente hermético.

Chips nachos de calabacín

Porciones: 8

Ingredientes:

- 2 calabacines grandes, cortados en rodajas finas y redondas con una cortadora de mandolina
- 2 cucharadas de condimento Tex-Mex
- 2 tazas de aceite de coco
- Sal al gusto

Instrucciones:

1. Coloca un colador sobre un tazón. Pon rodajas de calabacín en el colador. Sazona con una cantidad generosa de sal y mezclar con las manos. Deja a un lado por 5 minutos.
2. Escurre las rebanadas de calabacín de exceso de humedad.
3. Coloca una sartén a fuego medio. Añade el aceite y calienta.
4. Cuando el aceite esté bien calentado y no humeante, y la temperatura del aceite alcance los 350° F, añade unos pocos

chips de calabacín a la vez en la sartén y cocina hasta que se dore.

5. Sácalo con una cuchara ranurada y colócalo en un plato forrado con toallas de papel.

6. Espolvorea con condimento para tacos y sirve.

7. Las sobras pueden ser almacenadas en un contenedor hermético hasta su uso.

Chips de queso

Porciones: 8

Ingredientes:

- 1 cucharadita de pimentón en polvo
- 16 onzas de queso cheddar o queso provolone o queso edam, rallado

Instrucciones:

1. Forra una gran bandeja de hornear con papel de pergamino. Usa 2 bandejas si es necesario. Coloca pequeños montones de queso en ellas. Deja un espacio entre los montones.
2. Esparce pimentón en los montones de queso.
3. Hornea en un horno precalentado a 400° F durante unos 8 a 10 minutos hasta que esté ligeramente dorado. Vigila el queso, ya que puede quemarse.
4. Saca del horno y deja enfriar completamente.

5. Sirve así o con una salsa de tu elección. Guarda las sobras en un recipiente hermético en el refrigerador.

Chips de col de Bruselas

Porciones: 2 – 3

Ingredientes:

- 7 - 8 coles de Bruselas medianas. Pimienta al gusto
- ½ cucharada de aceite de oliva extra virgen
- Sal al gusto

Instrucciones:

1. Separa las hojas exteriores de las coles y mide 2 o 3 tazas de las hojas.
2. Pon las hojas en un tazón grande. Sazona con sal y pimienta. Rocía aceite sobre ellas. Mezcla bien con las manos. Masajea las hojas con una suave presión y colócalas en una gran bandeja para hornear.
3. Hornea en un horno precalentado a 400° F durante unos 8 a 10 minutos hasta que esté dorado y crujiente.
4. Sirve de inmediato. Las sobras pueden ser almacenadas en un contenedor hermético.

Chips de tortilla ceto

Porciones: 12

Ingredientes:

- 12 onzas de queso mozzarella previamente rallado
- 4 cucharadas de queso crema
- Sal al gusto
- 2 cucharaditas de cilantro molido
- 6 onzas de harina o harina de almendra
- 2 huevos
- 2 cucharaditas de comino molido
- ¼ cucharadita de chile en polvo

Instrucciones:

1. Pon el queso, el queso crema y la harina de almendras en un recipiente apto para microondas y revuelve. Pon en el microondas a alta potencia durante unos 2 minutos. Revuelve cada 30 segundos. Si se derrite antes de 2

minutos, retira el tazón del microondas y revuelve bien. Deja que se enfríe durante 5 minutos.

2. Bate los huevos, las especias y la sal en la mezcla derretida para forma una masa suave. Usa tus manos para hacerlo.

3. Pon una hoja de papel pergamino en tu encimera. Coloca la masa en el papel de pergamino. Coloca otra hoja de papel pergamino sobre la masa.

4. Aplana con un rodillo en un rectángulo grande y muy delgado.

5. Quita el papel de pergamino de arriba.

6. Levanta el papel del fondo junto con la masa enrollada y colócalo en una bandeja para hornear.

7. Hornea en un horno precalentado a 400° F durante unos 8 a 10 minutos. Voltea los lados y hornea durante 2 o 3 minutos.

8. Saca la bandeja del horno y corta en trozos de forma triangular con un cuchillo o un cortador de pizza.

9. Pon la bandeja de hornear de nuevo en el horno y hornea un poco más hasta que se dore y esté crujiente.
10. Deja enfriar completamente. Guárdalo en un recipiente hermético hasta su uso.
11. Sirve con una salsa de tu elección.

Chips de salami y queso

Porciones: 8 (5 rebanadas por porción)

Ingredientes:

- 6 onzas de salami (40 rebanadas en total)
- 2 cucharaditas de polvo de pimentón
- Hierbas secas de tu elección, según sea necesario
- 8 onzas de queso parmesano, rallado

Instrucciones:

1. Alinea dos grandes bandejas de hornear con papel de pergamino. Pon las lonjas de salami en la bandeja. Deja un espacio entre las rebanadas de salami.
2. Coloca un pequeño montón de queso en cada rebanada de salami. Esparce hierbas secas y pimentón encima.
3. Hornea en un horno precalentado a 425° F durante 10-12 minutos o hasta que el color sea marrón dorado.

4. Vigila el queso porque puede quemarse. Hornea en tandas.

5. Deja que los chips de salami se enfríen completamente antes de servir.

Dip de Pizza

Porciones: 8

Ingredientes:

Para el dip de pizza:

- 8 onzas de queso crema
- ½ taza de mayonesa ceto
- Sal al gusto
- ½ taza de queso parmesano
- ½ taza de crema agria
- Pimienta al gusto
- 2 tazas de queso mozzarella rallado
- 1 taza de salsa de tomate ceto, como la de Rao.

Para la cobertura de pimienta, pepperoni y aceituna:

- 12 rebanadas de pepperoni, picadas
- 8 aceitunas negras, sin hueso, en rodajas
- Sal al gusto
- Pimienta al gusto

- 2 cucharadas de pimiento verde picado
- 1 cucharadita de condimento italiano

Para la cobertura de pimienta y champiñones:

- ¼ taza de champiñones portobello bebé picados
- 2 cucharadas de pimiento verde picado
- Sal al gusto
- 1 cucharadita de condimento italiano
- Pimienta al gusto

Instrucciones:

1. Para hacer el dip de pizza: Añade queso crema en un recipiente apto para microondas. Cocina en alto durante 20 segundos en el microondas.
2. Añade mayonesa, crema agria y una taza de queso mozzarella en el tazón de queso crema y mézclalo bien. Añade sal y pimienta al gusto.
3. Pon la misma cantidad de dip en 8 contenedores. Añade 2 cucharadas de salsa de tomate en cada recipiente.

4. Añade una taza de mozzarella y ½ taza de parmesano en un tazón y revuelve. Espolvorea la mezcla de queso en los moldes, sobre la capa de salsa.
5. Cubre con pimienta, pepperoni, aceitunas o champiñones.
6. Hornea en un horno precalentado a 350° F durante unos 15-20 minutos o hasta que el queso se derrita.
7. Enfría por unos minutos y sirve.

Guacamole de tocino y ajo asado

Porciones: 6

Ingredientes:

- 4 aguacates Hass medianos deshuesados, pelados, triturados
- 2/3 de pimientos rojos, finamente picados
- 2 cucharadas de ajo asado
- Jugo de una lima
- 8 rebanadas de tocino, cortadas en cubos
- ½ cebolla blanca pequeña, picada
- Pimienta negra o pimienta de cayena recién molida a gusto
- Sal al gusto
- 2 cucharadas de cilantro fresco picado
- ½ cucharadita de sal o al gusto

Instrucciones:

1. Añade el tocino en una sartén. Coloca la sartén a fuego medio y cocina el tocino hasta que esté crujiente. Retira el

tocino con una cuchara ranurada y déjalo a un lado en un plato forrado con toallas de papel. Retenga la grasa del tocino.

2. Añade el resto de los ingredientes en un bol y mézclalos hasta que estén bien combinados. Añade la grasa de tocino retenida y el tocino y mezcla de nuevo. Deja a un lado por un tiempo para que los sabores se mezclen.

Salsa picante de queso

Porciones: 14

Ingredientes:

- ½ libra de salchicha molida italiana caliente
- 2 cucharadas de cebolla verde cortada en rodajas finas
- 8 onzas de crema agria
- ½ lata (de una lata de 15 onzas) de tomates picados calientes con habaneros
- 4 onzas de queso crema, cortado en cubos
- 4 onzas de queso pepper Jack, cortado en cubos.

Instrucciones:

1. Coloca una sartén a fuego medio. Añade las salchichas y saltéalas hasta que estén marrones.
2. Añade los tomates y cocina durante 2-3 minutos. Añade la cebolla verde y saltéala hasta que la salchicha esté bien dorada. Apaga el fuego.

3. Esparce el queso en el fondo de la olla de cocción lenta. Esparce cubos de queso crema. Esparce la salchicha a continuación. Espolvorea crema agria sobre la salchicha.
4. Cúbrelo y cocínalo en la parte alta durante 45 a 60 minutos. Mezcla bien y cocina durante una hora.
5. Si no tienes una olla de cocción lenta, puedes hornear en un horno a baja temperatura.

Humus de coliflor

Porciones: 8

Ingredientes:

Para el humus:

- 4 tazas de ramilletes de coliflor
- Jugo de 2 limones
- 2 cucharaditas de comino molido
- 10 cucharadas de aceite de oliva extra virgen
- 2 dientes de ajo, pelados
- 2 cucharadas de tahini
- 1 cucharadita de sal

Para servir:

- Pimienta molida
- Aceite de oliva
- Perejil fresco picado

Instrucciones:

1. Vaporiza la coliflor en el equipo de vapor que tengas, durante 4 minutos. Deja enfriar durante unos minutos.
2. Pon la coliflor en una licuadora. Añade el resto de los ingredientes y mézclalos hasta conseguir la textura deseada.
3. Transfiérelo a un tazón. Rocía aceite de oliva encima. Espolvorea pimienta y perejil por encima y sirve.

Dip de Palmito

Porciones: 18 (2 cucharadas cada una)

Ingredientes:

- 2 latas (14 onzas cada una) de palmitos, escurridos, cortados en trozos
- ½ taza de mayonesa ceto
- 1 ½ tazas de queso parmesano rallado, dividido
- 6 tallos de cebollas verdes, picadas
- 4 cucharadas de condimento italiano
- 4 huevos grandes

Instrucciones:

1. Rocía una bandeja de hornear con spray de cocina antiadherente.
2. Añade palmito, condimento italiano, cebolla, una taza de queso parmesano y mayonesa en el tazón del procesador de alimentos y pulsa hasta que se corte en trozos más pequeños.

3. Separa 2 de los huevos en claras y yemas. Añade las yemas en el tazón del procesador de alimentos. Añade 2 huevos enteros y pulsa hasta que estén bien combinados.
4. Transfiere la mezcla a la bandeja de hornear preparada.
5. Hornea en un horno precalentado a 350° F durante unos 15-20 minutos. La mezcla puede subir ligeramente y eso está bien.
6. Revuelve la mezcla y espolvorea el queso parmesano restante encima.
7. Pon el horno en modo de asado. Coloca la bandeja en el horno.
8. Asa a la parrilla por unos minutos hasta que el queso se derrita y esté ligeramente marrón.

Fondue marrón de queso con mantequilla

Porciones: 6

Ingredientes:

- ½ taza de mantequilla sin sal
- 1 onza de queso crema
- ¼ cucharadita de sal marina o al gusto
- ½ taza de caldo de carne o de pollo
- 0,6 libras de queso cheddar extra fuerte, rallado

Instrucciones:

1. Coloca una cacerola a fuego alto. Añade mantequilla a la cacerola. Una vez que la mantequilla se derrita, pronto verás partículas de ella en la olla. Poco a poco se pondrán marrones, apaga el fuego.

2. Añade el resto de los ingredientes y revuelve. Coloca la cacerola a fuego lento. Revuelve frecuentemente hasta que la mezcla se derrita.

3. Apaga el fuego y pasa a una licuadora.

4. Mezcla hasta que esté cremoso.
5. Pasa a una olla de fondue y sirve. Sabe bien con los chips de col de Bruselas.

Dip de fondue de chocolate

Porciones: 6 – 8

Ingredientes:

- 16 - 20 onzas de chispas de chocolate sin azúcar
- 2 cucharadas de extracto de vainilla
- 1 1/3 tazas de crema espesa

Instrucciones:

1. Añade crema pesada y chocolate en una sartén pesada. Sigue revolviendo hasta que el chocolate se derrita. Apaga el fuego y bate bien.
2. Añade la vainilla y bate bien.
3. Pasa a una olla de fondue y sirve.

Capítulo 7: Recetas cetogénicas cajún

*** La primera receta de este capítulo tiene las instrucciones para hacer la mezcla de especias cajún en casa.

Almendras tostadas cajún con especias cajún caseras
Ingredientes:

- 4 tazas de almendras crudas
- 4 cucharadas de aceite de aguacate o cualquier otro aceite
- Mezcla de especias cajún, según sea necesario

Para la mezcla de especias cajún:

- 2 cucharadas de pimentón
- 2 cucharaditas de cebolla en polvo
- 2 cucharaditas de pimienta de cayena
- 4 cucharaditas de ajo en polvo
- 2 cucharaditas de pimienta
- 4 cucharaditas de sal
- 2 ½ cucharadita de tomillo seco
- 2 ½ cucharaditas de orégano seco

Instrucciones:

1. Para hacer la mezcla de especias cajún: Añade todos los ingredientes para la mezcla de especias cajún en un tazón y revuelve bien. Pásalo a un recipiente hermético y guárdalo en un lugar fresco y seco.
2. Para hacer almendras tostadas cajún: Pon las almendras en un tazón. Rocía aceite sobre ellas. Espolvorea la mezcla de especias cajún al gusto (unas 2 o 3 cucharaditas) y mézclalas bien.
3. Esparce las almendras en una bandeja para hornear forrada con papel de pergamino.
4. Hornea en un horno precalentado a 300° F durante unos 12 a 15 minutos o hasta que esté asado.
5. Vigílalo después de 12 minutos ya que pueden quemarse.
6. Retira la bandeja del horno y enfríala completamente.
7. Transfiérelo a un contenedor hermético y almacénalo a temperatura ambiente.

Arroz con coliflor cajún

Porciones: 2 – 3

Ingredientes:

- 1 bolsa (10 onzas de arroz de coliflor congelado)
- ½ pimiento grande, cortado en cubos
- 1 cucharada de aceite de oliva
- Pimienta al gusto
- ½ paquete (de un paquete de 13 onzas) de salchicha Andouille estilo cajún, en rodajas
- Sal al gusto
- ½ cebolla pequeña, picada
- ½ cucharada sopera de condimento cajún

Instrucciones:

1. Coloca una sartén a fuego medio. Añade aceite. Cuando el aceite se caliente, agrega el pimiento y la cebolla y saltéelos hasta que estén ligeramente tiernos.

2. Añade las lonchas de salchicha y cocínalas hasta que empiecen a dorarse. Añade el arroz con coliflor, la sal, la pimienta y el condimento cajún y caliéntalo bien. Revuelve con frecuencia.

3. Prueba y añade más condimentos si es necesario.

Coliflor cajún y hachís de huevo

Porciones: 4

Ingredientes:

- 2 libras de flores de coliflor congeladas
- 1 cebolla, picada
- 16 onzas de pastrami rojo raspado, cortado en trozos de 1 pulgada.
- 4 cucharadas de ajo picado
- 8 huevos, batidos ligeramente
- 1 pimiento verde, picado
- 2 cucharaditas de condimento cajún o más a gusto.
- 4 cucharadas de aceite de oliva extra virgen

Instrucciones:

1. Vaporiza la coliflor durante unos 6 minutos en el equipo de vapor que tengas.

2. Coloca una sartén a fuego medio. Añade aceite. Una vez que el aceite se caliente, agrega las cebollas y saltea hasta que las cebollas estén translúcidas.

3. Añade el ajo y saltéalo durante un par de minutos hasta que esté fragante. Añade los huevos y revuelve con frecuencia.

4. Añade coliflor, pastrami, condimento cajún y pimiento. Mezcla bien y calienta a fondo.

5. Divide en 4 platos y sirve.

Camarones cajún cremosos

Porciones: 2 – 3

Ingredientes:

- ½ libra de camarones jumbo, pelados, desvenados, descarta las colas.
- 1 ½ cucharaditas de condimento cajún, divididas + extra para adornar
- ½ taza de crema pesada
- 1 diente de ajo, picado
- ½ cucharada de perejil fresco picado + extra para adornar
- 1 lata (14 onzas) de palmito palmini o usa cualquier otra marca
- 2 cucharadas de mantequilla sin sal
- ¼ taza de queso parmesano rallado
- ½ cucharada de aceite de oliva
- 1/8 de cucharadita de sal

Instrucciones

1. Coloca una sartén a fuego medio. Añade aceite y una cucharada de mantequilla y deja que se derrita.
2. Pon los camarones en la sartén.
3. Sazona el camarón con ½ cucharadita de condimento cajún. Voltea los lados después de 3 minutos. Sazona con ½ cucharadita de condimento cajún. Una vez que los camarones se tornen rosados, retira los camarones de la sartén y ponlos a un lado en un plato.
4. Añade una cucharada de mantequilla en la sartén. Una vez que la mantequilla se derrita, añade el ajo y cocina unos segundos hasta que esté aromático.
5. Añade ½ cucharadita de condimento cajún, crema, perejil, sal y queso parmesano y mezcla bien. Baja el fuego y cocina a fuego lento hasta que esté ligeramente espeso.
6. Añade el palmito linguini y los camarones y calienta a fondo. Divide en porciones. Espolvorea cajún, parmesano y perejil encima y sirve.

Camarones y salchichas cajún

Porciones: 8

Ingredientes:

- 1 libra de camarones extra grandes
- 8 cucharadas de mantequilla
- 1 cucharadita de pimentón ahumado
- 1 cucharadita de condimento cajún o al gusto
- Jugo de un limón
- 1 libra de salchichas ahumadas, cortadas en rebanadas en ángulo
- 2 cucharadas de ajo picado
- ½ cucharadita de pimienta con limón
- Salsa picante al gusto

Instrucciones:

1. Coloca una sartén a fuego medio. Añade la mantequilla. Una vez que la mantequilla se derrita, agrega el ajo y revuelve de 5 a 7 segundos.

2. Añade el pimentón, el condimento cajún y la pimienta de limón y revuelve.

3. Revuelve la salchicha. Después de un minuto, agrega los camarones.

4. Una vez que los camarones se tornen rosados, agrega jugo de limón y salsa picante y revuelve.

5. Sirve de inmediato.

Jambalaya cajún

Porciones: 3

Ingredientes:

- ½ cucharada de aceite de oliva extra virgen
- 1 ½ cucharaditas de condimento cajún, divididas
- 6 onzas de salchichas Andouille, en rodajas
- 1 ½ pimientos (use 3 pimientos de diferentes colores, ½ de cada uno)
- 1 onza de crema pesada
- 6 onzas de camarones, pelados, desvenados
- 6 onzas de pollo, cortado en trozos del tamaño de un bocado
- 1 diente de ajo, picado
- ½ cebolla dulce, en rodajas finas
- Arroz con coliflor para servir

Instrucciones:

1. Coloca una sartén a fuego medio-alto. Añade aceite y deja que se caliente. Añade los camarones a la sartén y

espolvorea una cucharadita de condimento cajún sobre ellos. Una vez que los camarones se tornen rosados, pásalos a un plato.

2. Vuelve a colocar la sartén sobre el fuego. Coloca la salchicha, el pollo y ½ cucharadita de condimento cajún.

3. Cocina por algún tiempo. Cuando el pollo ya no esté rosado en el centro, pásalo al plato de los camarones.

4. Añade un poco de aceite si es necesario. Cuando el aceite esté caliente, reduce el calor y añade el ajo. Cuando un agradable aroma de ajo esté en el aire, agrega cebolla, pimientos y ½ cucharadita de condimento cajún.

5. Cuando las verduras estén tiernas, añade la crema y cocina un par de minutos.

6. Añade los camarones junto con la salchicha y el pollo en la sartén y revuelve. Calienta a fondo.

7. Sirve sobre el arroz con coliflor.

Sopa de camarones y tocino

Porciones: 3

Ingredientes:

- 3 rebanadas de tocino, picadas
- ¼ taza de cebolla picada
- 1 taza de caldo de pollo
- ½ camarones de libra, pelados, desvenados,
- Sal al gusto
- ½ nabo mediano, cortado en cubos de ½ pulgadas
- Pimienta al gusto
- 1 diente de ajo, picado
- ½ taza de crema batida pesada
- 1 cucharadita de condimento cajún o al gusto
- 1 cucharada de perejil picado, para adornar

Instrucciones:

1. Coloca una olla de sopa a fuego medio. Añade el tocino y cocina hasta que esté crujiente. Retira el tocino con una

cuchara con ranuras y colócalo en un plato forrado con toallas de papel. Cuando esté lo suficientemente frío para manejarlo, desmenuza el tocino.

2. No deseches la grasa del tocino. Revuelve la cebolla y el nabo y cocina hasta que la cebolla se vuelva translúcida.

3. Añade el ajo y cocínalo durante unos segundos. Añade el caldo de pollo y revuelve. Baja el fuego y cocina hasta que el nabo esté blando.

4. Añade las gambas y la crema y cocina hasta que las gambas se vuelvan rosadas. Añade el condimento cajún, la pimienta y la sal.

5. Sirve en tazones. Adorna con perejil y tocino y sirve.

Cazuela de pollo cajún

Porciones: 6 – 8

Ingredientes:

- 2 libras de pechugas de pollo sin piel y sin hueso, cortadas en tiras.
- 4 cucharadas de mantequilla
- 2 pimientos amarillos, cortados en cubos
- 2 pimientos rojos, cortados en cubos
- 4 dientes de ajo, picados
- 4 cucharadas de condimento cajún
- Pimienta al gusto
- 2 cucharaditas de pimentón ahumado
- 1 ½ tazas de caldo de pollo
- 4 cucharadas de pasta de tomate
- Un puñado de perejil fresco, para adornar
- Sal al gusto
- 2/3 de taza de crema pesada

- 16 onzas de queso Monterey Jack, rallado
- 2 paquetes (12 onzas cada uno) de arroz coliflor congelado

Instrucciones:

1. Espolvorea el condimento cajún sobre el pollo y mézclalo bien.
2. Coloca una sartén grande a fuego alto. Añade la mantequilla. Cuando la mantequilla se derrita, añade el pollo y cocina hasta que el pollo esté cocido.
3. Pon el pollo en un tazón. Tápalo y déjalo reposar.
4. Añade los pimientos en la sartén y cocínalos hasta que estén crujientes y tiernos.
5. Añade el ajo y cocínalo unos segundos hasta que esté aromático.
6. Añade pimentón ahumado, pimienta y sal y mézclalo bien. Añade el caldo, la pasta de tomate y la ½ taza de crema.
7. Cuando empiece a hervir, baje el fuego y cocina hasta que esté espeso.

8. Añade el pollo a la sartén y mézclalo bien. Caliéntalo bien.
9. Mientras tanto, cocina el arroz con coliflor siguiendo las instrucciones del paquete.
10. Sirve el pollo cajún sobre el arroz con coliflor.

Fideos de pollo cajún en salsa Alfredo

Porciones: 4

Ingredientes:

Para el pollo:

- 1 libra de pechuga de pollo, sin piel, deshuesada, cortada en trozos del tamaño de un bocado.
- 1 cucharada de condimento cajún o al gusto
- 2 dientes de ajo, prensados
- ½ pimiento rojo, en rodajas
- ½ pimiento verde, en rodajas
- 1 cucharada de aceite de oliva
- 1 cebolla verde, en rodajas

Para la salsa:

- 1 taza de crema pesada
- ¼ taza de mantequilla
- ½ cucharada sopera de condimento cajún
- ½ taza de queso parmesano rallado

- 2 onzas de queso crema

Para los fideos:

- ½ cucharada de aceite de oliva
- 2 libras de calabacín, recortado

Instrucciones:

1. Para hacer pollo: Pon el pollo en un tazón. Espolvorea el condimento cajún y ½ cucharada de aceite y mézclalo bien.
2. Cubre y déjalo a un lado durante 30 minutos.
3. Coloca una sartén a fuego alto. Añade ½ cucharada de aceite. Cuando el aceite esté caliente, agrega el pollo en una sola capa. Cocina por 3 - 4 minutos sin revolver.
4. Voltea los lados y añade pimientos. Cocina el otro lado durante 2 o 3 minutos.
5. Añade el ajo y cocina hasta que el pollo esté listo.
6. Transfiérelo a un tazón.
7. Para hacer salsa: Coloca la misma sartén de nuevo sobre el fuego. Añade la mantequilla. Una vez que la mantequilla se

derrita, añade el condimento cajún y revuelve durante 4 o 5 segundos.

8. Añade el queso crema, la nata y el parmesano. Una vez que el queso se derrita, cocina por un minuto y apaga el fuego.
9. Para hacer fideos: Haz fideos de calabacín con un espiralizador o un pelador de juliana.
10. Coloca una sartén a fuego medio. Añade aceite. Cuando el aceite esté caliente, agrega los fideos de calabacín y déjalos reposar durante 2 o 3 minutos.
11. Puedes revuelve y cocina por un par de minutos hasta que esté ligeramente tierno.
12. Añade el pollo y la salsa y revuelve hasta que estén bien combinados.
13. Adorna con cebollas de verdeo y sirve.

Pollo cajún cremoso

Porciones: 4

Ingredientes:

- 1 libra de pechuga de pollo, sin piel, sin huesos
- ¼ taza de crema agria
- ¼ pimiento verde, picado
- ¼ pimiento rojo, picado
- 2 dientes de ajo, prensados
- 2 cebollines, picados
- 4 onzas de queso crema, a temperatura ambiente.
- ½ cucharada de condimento cajún o al gusto
- ¼ taza de queso Colby Jack rallado

Instrucciones:

1. Añade el queso crema, el condimento cajún, la crema agria y el ajo en un tazón y revuelve.
2. Añade los pimientos y revuelve.

3. Pon el pollo en una bandeja para hornear. Pon la mezcla de queso crema sobre el pollo. Cubre con queso Colby Jack.

4. Hornea en un horno precalentado a 375° F durante unos 20 o 30 minutos, hasta que el pollo esté bien cocido.

5. Adorna con cebollín y sirve.

Sopa cremosa cajún

Porciones: 4

Ingredientes:

- 7 onzas de salchicha Andouille
- 1 libra de pollo, picado en trozos del tamaño de un bocado
- ½ taza de crema pesada
- ½ pimiento verde, cortado en cubos
- ½ pimiento rojo, cortado en cubos
- ½ pimiento amarillo, cortado en cubos
- 1 ½ tazas de caldo de pollo
- 1 cebolla pequeña, picada
- 1 ½ acecha el apio, cortado en rodajas
- 1 cucharadita de condimento cajún o al gusto
- 1 cucharada de aceite

Instrucciones:

1. Coloca una olla de sopa a fuego medio. Añade el aceite. Cuando el aceite esté caliente, agrega la cebolla y saltea hasta que esté translúcida.
2. Añade el pollo, la salchicha, los pimientos y el apio y mézclalo bien.
3. Cocina durante 3 o 4 minutos.
4. Añade caldo y condimento cajún y ponlo a hervir.
5. Baja la temperatura. Cúbrelo y cocínalo hasta que el pollo esté bien cocido.
6. Añade la crema. Prueba y ajusta el condimento cajún si es necesario. Añade sal al gusto si es necesario.
7. Sirve en tazones de sopa.

Bola de queso cajún

Porciones: 4 – 6

Ingredientes:

- 4 onzas de queso crema, a temperatura ambiente.
- 1 ½ cucharadas de cebolla finamente picada
- Una porción de salsa Worcestershire
- 1 cucharada de perejil finamente picado
- 4 onzas de queso cheddar suave, rallado
- 1/8 de cucharadita de copos de pimienta roja
- ¼ taza de nueces finamente picadas

Instrucciones:

1. Añade el queso crema, la cebolla, la salsa Worcestershire, el queso cheddar y las hojuelas de pimiento rojo en un bol y mézclalo bien.
2. Revuelve las nueces y el perejil en un tazón poco profundo.
3. Divide la mezcla en 4 - 6 porciones iguales y forma bolas.

4. Remueve las bolas en la mezcla de nuez y colócalas en un plato.
5. Deja reposar durante una hora.
6. Sirve con galletas ceto.

Panecillos de jamón y huevo cajún

Porciones: 6

Ingredientes:

- 4 onzas de jamón, en cubos
- 2 cucharadas de cebollas picadas
- 1/8 de cucharadita de ajo en polvo
- ¼ taza + 2 cucharadas de queso cheddar rallado, divididas
- 5 huevos grandes
- ¼ taza de pimientos picados
- ½ cucharadita de condimento cajún o al gusto
- 2 champiñones Portobello, picados

Instrucciones:

Rocía un molde de panecillos de 6 unidades con spray de cocina. Coloca forros de magdalena desechables en él.

Añade los huevos en un bol y bátelos bien. Bate el pimiento, el ajo en polvo, la cebolla y el condimento cajún.

Añade el jamón y ¼ taza de queso y revuelve.

Divide la masa en las tazas de panecillos.

Hornea en un horno precalentado a 350° F durante unos 25 minutos. Después de 20 minutos de horneado, espolvorea 2 cucharadas de queso encima. Continúa horneando durante el tiempo restante.

Saca la bandeja de panecillos del horno y déjala enfriar unos minutos antes de servir.

Capítulo 8: Recetas de postres cetogénicos

Galletas de chocolate

Porciones: 6

Ingredientes:

- 6 cucharadas de mantequilla de almendra o cualquier otra mantequilla de nueces o semillas
- 1/3 taza de polvo de cacao sin azúcar
- Una pizca de sal
- 1 huevo grande
- 3 cucharadas de eritritol en polvo
- 5 -10 gotas de Stevia líquida (opcional)
- Una pizca de pimienta de cayena (opcional)

Instrucciones:

1. Añade todos los ingredientes en el tazón del procesador de alimentos y procesa hasta que estén bien combinados.

2. Divide la mezcla en 6 porciones iguales y forma galletas de ½ pulgadas de grosor.

3. Coloca las galletas en una bandeja de hornear forrada. Deja suficiente espacio entre las galletas.

4. Hornea en un horno precalentado a 320° F durante unos 12 minutos.

5. Quita la bandeja del horno y deja que las galletas se enfríen durante unos minutos en la propia bandeja. Afloja las galletas pasando una espátula de metal debajo de ellas.

6. Deja que se enfríen completamente en un estante de alambre.

7. Transfiere a un contenedor hermético y almacena a temperatura ambiente.

Galletas de nuez

Porciones: 9

Ingredientes:

- Las claras de 3 huevos medianos
- ½ cucharadita de extracto puro de vainilla
- Una pizca de sal rosa del Himalaya
- ¼ taza de edulcorante de fruta monje o xilitol
- 3,5 onzas de nueces, finamente picadas

Instrucciones:

1. Añade las claras, la sal, el edulcorante y la vainilla en un tazón. Bate con una batidora manual eléctrica hasta que se formen picos rígidos.
2. Añade las nueces y dobla suavemente.
3. Haz 9 galletas de la mezcla y colócalas en una bandeja forrada con papel de pergamino.
4. Hornea en un horno precalentado a 325° F durante unos 20 - 22 minutos o hasta que se dore.

5. Quita la bandeja del horno y deja que las galletas se enfríen durante unos minutos en la propia bandeja. Afloja las galletas pasando una espátula de metal por debajo.

6. Deja que las galletas se enfríen completamente en un estante de alambre.

7. Transfiere a un contenedor hermético y almacena a temperatura ambiente.

Galletas de mantequilla de maní

Porciones: 24

Ingredientes:

- 2 tazas de mantequilla de maní natural
- 2 huevos
- 1 taza de eritritol.
- 2 cucharaditas de extracto puro de vainilla

Instrucciones:

1. Pon una hoja de papel pergamino en una bandeja.
2. Añade todos los ingredientes en un tazón y forma una masa.
3. Divide la mezcla en 24 porciones iguales y forma bolas.
4. Se forman galletas presionando las bolas con los dientes del tenedor de modo que tengas galletas con patrones.
5. Colócalo en la bandeja de hornear.
6. Hornea en un horno precalentado a 325° F durante unos 20 - 22 minutos o hasta que se dore.

7. Quita la bandeja del horno y deja que las galletas se enfríen durante unos minutos en la propia bandeja. Afloja las galletas pasando una espátula de metal por debajo. Deja que se enfríen completamente en una rejilla de alambre.

8. Transfiere a un contenedor hermético y almacena a temperatura ambiente.

Tarta de queso con opción vegana

Porciones: 5 – 6

Ingredientes:

Para rellenar:

- 12 onzas de queso crema regular o vegano, a temperatura ambiente.
- 1 ¼ cucharaditas de extracto puro de vainilla
- 1/3 taza de eritritol
- 1 taza de yogur de leche de coco.
- ½ cucharada de jugo de limón (opcional)
- 2 cucharadas de harina de almendra

Para la corteza:

- 2 - 3 cucharadas de mantequilla derretida o aceite de coco
- 1 taza de harina de almendra o de nuez
- Una pizca de sal

Instrucciones:

1. Para hacer la corteza: Añade todos los ingredientes en un tazón y revuelve hasta que estén bien combinados.
2. Transfiérelo a una pequeña bandeja desmoldable de 6 pulgadas. Presiona bien.
3. Para hacer el relleno: Añade todos los ingredientes en una licuadora y mezcla hasta que se combinen. No mezcles demasiado.
4. Vierte el relleno sobre la corteza.
5. Coloca una rejilla en el centro del horno y una rejilla en la posición más baja.
6. Coge una bandeja y llénala con agua hasta la mitad y colócala en la rejilla inferior.
7. Coloca la bandeja desmoldable en la rejilla del medio.
8. Hornea en un horno precalentado a 350° F durante unos 35 minutos.

9. Asegúrate de no revisar la tarta de queso abriendo la puerta del horno durante el tiempo de cocción. Una vez horneado, déjalo en el horno durante 5-10 minutos.
10. Ahora saca la bandeja del horno y colócala en la encimera. Una vez que se enfríe, deja reposar durante 8 horas.
11. Corta y sirve.

Torta de lava de chocolate

Porciones: 4

Ingredientes:

- 4 onzas de chocolate negro
- 4 onzas de mantequilla sin sal + extra para engrasar
- 4 cucharadas de eritritol
- 2 cucharadas de harina de almendra superfina
- 4 huevos

Instrucciones:

1. Añade el chocolate y la mantequilla en un recipiente apto para microondas y cocínalo a fuego alto durante unos 50 o 60 segundos. Revuelve cada 20 segundos. Bate bien cada vez.

2. Rompe los huevos en un tazón y bate con una batidora eléctrica de mano hasta que hagan espuma.

3. Vierte la mezcla de chocolate y bate de nuevo. Luego agrega la harina de almendras y bate hasta que esté suave y sin grumos.
4. Divide la masa en 4 moldes que hayan sido previamente engrasados con un poco de mantequilla.
5. Hornea en un horno precalentado a 350° F durante unos 9 minutos. La parte superior se moverá un poco pero está bien.
6. Enfría por unos minutos. Inviértelo en los platos. Espolvorea con un poco de eritritol si quieres y sirve adornado con hojas de menta.

Tarta de fresa

Porciones: 4

Ingredientes:

- 2 cucharadas de mantequilla, derretida
- 6 cucharadas de harina de almendra blanqueada
- 4 cucharadas de eritritol
- ½ cucharadita de sal marina
- 1 taza de crema batida sin azúcar
- 1 cucharadita de extracto de vainilla
- 1 cucharada de harina de coco
- 1 cucharadita de polvo de hornear
- 2 huevos grandes
- 1 taza de fresas en rodajas

Instrucciones:

1. Añade mantequilla, vainilla, harina de almendra, eritritol, harina de coco, polvo de hornear, huevos y sal en un molde de microondas y mézclalo hasta que esté bien incorporado.

2. Esparce la masa de manera uniforme. Colócala en el microondas y cocínala a fuego alto durante 100 segundos. Deja que se enfríe durante unos minutos.
3. Afloja la tarta pasando un cuchillo por los bordes de la tarta. Inviértelo en un plato.
4. Corta en cubos del tamaño de un bocado.
5. Para ensamblar: Esparce la mitad del pastel en el fondo de un molde de cristal. Esparce la mitad de las fresas seguidas de una capa de ½ taza de crema batida.
6. Repite la capa anterior una vez más.
7. Cubre el molde con papel adhesivo.
8. Enfría hasta que se use.
9. Afloja la tarta pasando un cuchillo por los bordes de la tarta. Inviértela en un plato.

Barras de limón ceto

Porciones: 16

Ingredientes:

- 1 taza de mantequilla, derretida
- 2 tazas de eritritol en polvo, divididas
- 6 huevos grandes
- 3 ½ tazas de harina de almendra, divididas
- Cáscara de 2 limones, rallada
- Jugo de 4 limones + jugo de los 2 limones a los que se les ha quitado la cáscara
- ¼ cucharadita de sal Para adornar:
- 4-5 rodajas finas de limón
- Eritritol, para espolvorear

Instrucciones:

1. Para hacer la corteza: Agrega mantequilla, una pizca de sal, ½ taza de eritritol y 2 tazas de harina de almendras en un tazón y mezclar hasta que se desmenuce.

2. Forra una bandeja grande (9 x 13) con papel de pergamino.
3. Transfiere la mezcla de la corteza a la bandeja para hornear. Presiona bien en el fondo de la bandeja.
4. Coloca la corteza en un horno precalentado a 350° F durante unos 20 minutos o hasta que esté ligeramente dorada. Retira del horno y déjala enfriar por un tiempo.
5. Para hacer el relleno: Añade la cáscara, la sal, los huevos, el jugo de limón, 1 ½ tazas de eritritol y harina de almendras en un tazón para mezclar hasta que estén bien combinadas.
6. Esparce el relleno sobre la corteza.
7. Hornea durante unos 20-25 minutos o hasta que esté listo.
8. Saca del horno y deja que se enfríe completamente.
9. Adorna con rodajas de limón. Espolvorea un poco de eritritol encima y sirve.

Mousse de chocolate

Porciones: 2

Ingredientes:

- ½ taza de crema batida pesada, refrigerada
- 2 cucharadas de eritritol
- 1/8 de cucharadita de sal kosher
- 2 cucharadas de cacao en polvo sin azúcar, cernido
- ½ cucharadita de sal kosher

Instrucciones:

1. Coloca la crema batida en un recipiente para mezclar. Bate con una batidora eléctrica de mano hasta que se formen picos rígidos.
2. Añade el resto de los ingredientes y bate hasta que se incorporen. No batas demasiado.
3. Divide en dos tazones de postre y enfría hasta su uso.

Mousse de mantequilla de maní

Porciones: 2

Ingredientes:

- ¼ taza de crema batida pesada
- 2 cucharadas de mantequilla de maní natural
- ¼ cucharadita de extracto de vainilla
- 2 onzas de queso crema, a temperatura ambiente.
- 2 cucharadas de endulzante en polvo de virutas
- Una pizca de sal
- Salsa de chocolate sin azúcar (opcional)

Instrucciones:

1. Coloca la crema batida en un recipiente para mezclar. Bate con una batidora eléctrica de mano hasta que se formen picos rígidos.
2. Añade la mantequilla de maní y el queso crema en otro recipiente y bate hasta que esté esponjosa.
3. Añade la vainilla, la sal y el edulcorante.

4. Añade la nata montada y bátela suavemente.

5. Divide en 2 tazones de postre y enfría hasta su uso.

6. Sirve con un poco de salsa de chocolate sin azúcar.

Mousse de tiramisú

Porciones: 4

Ingredientes:

- 1 taza de queso mascarpone lleno de grasa
- 2 cucharadas de eritritol
- 1 cucharadita de café instantáneo
- ½ cucharadita de cacao, sin azúcar

Instrucciones:

1. Añade todos los ingredientes en un recipiente para mezclar. Bate con una batidora eléctrica de mano hasta que esté cremoso.
2. Divide en 4 tazones de postre. Enfría hasta que se use.

Caramelo

Porciones: 8

Ingredientes:

- ½ taza de chispas de chocolate endulzadas con Stevia
- 2 cucharadas de edulcorante de confitería Lakanto
- ¼ taza de crema pesada

Instrucciones:

1. Añade todos los ingredientes en un recipiente apto para microondas y cocina a fuego alto durante unos 50 o 60 segundos. Bate bien.
2. Vierte el caramelo en papel de pergamino. Deja que se enfríe hasta que se asiente. Cortar en 8 trozos iguales y sirve. Si quieres caramelo duro, déjalo enfriar durante una hora.

Chocolate blanco ceto

Porciones: 25 – 30

Ingredientes:

- 8-10 cucharadas de polvo de eritritol
- 16 onzas de mantequilla de cacao.

Coberturas opcionales:

- 1 cucharada de arándanos secos
- 1-2 cucharadas de nueces o almendras picadas
- Pimienta de cayena
- Cualquier otra cobertura ceto de tu elección

Instrucciones:

1. Derrite la mantequilla de cacao en un baño maría.
2. Agrega el eritritol y bate bien.
3. Forra una bandeja grande para hornear con papel de pergamino. Esparce la mezcla de manteca de cacao en la

bandeja. Espolvorea los ingredientes elegidos y presiónalos ligeramente en la mezcla de chocolate para que se adhieran.

4. Enfría hasta que esté firme.
5. Rompe o pica en trozos.
6. Transfiere a un contenedor hermético y refrigerar hasta que se vaya a usar.

Brownies de nuez de macadamia

Porciones: 18

Ingredientes:

- 1 ½ tazas de harina de almendra
- 1 ½ tazas de nueces de macadamia picadas
- 10 cucharadas de mantequilla salada
- 4 huevos grandes
- 2 cucharaditas de extracto de vainilla
- 1 ½ tazas de eritritol
- ½ taza de aceite de coco
- 6 cucharadas de cacao en polvo
- 3 cucharaditas de polvo de hornear
- 2 cucharaditas de café instantáneo

Instrucciones:

1. Coloca una bandeja grande y con borde o un plato de hornear con papel pergamino.

2. Añade mantequilla, aceite de coco y eritritol en un tazón para mezclar. Bate con una batidora eléctrica de mano hasta que esté esponjosa.
3. Añade los huevos y bate bien.
4. Añade el café, el cacao, el polvo de hornear y la harina de almendras y mezcla bien. Añade la vainilla y una taza de nueces de macadamia y remueve bien.
5. Vierte la masa en la bandeja de hornear. Esparce uniformemente. Coloca las nueces restantes encima. Presiona ligeramente las nueces, para que se adhieran.
6. Hornea en un horno precalentado a 350° F durante unos 16 - 20 minutos o hasta que insertes un palillo y salga sin ninguna partícula adherida.
7. Retira la bandeja del horno. Deja que se enfríe en una rejilla durante 15 minutos.
8. Corta en 4-5 piezas iguales y sirve.

Pudín de chocolate

Porciones: 8

Ingredientes:

- 2 latas de leche de coco
- 2/3 taza de edulcorante suave y dulce
- ½ taza de agua
- ½ taza de cacao en polvo
- 2 cucharaditas de extracto de vainilla
- 3 ½ cucharaditas de gelatina

Instrucciones:

1. Vierte la leche de coco en una cacerola. Añade el cacao, la vainilla y el edulcorante y coloca la cacerola a fuego medio.
2. Revuelve frecuentemente hasta que esté bien combinado. Apaga el fuego.
3. Esparce la gelatina sobre el agua. Déjala a un lado durante un minuto sin tocarla.
4. Revuelve bien y vierte en la cacerola. Bate bien.

5. Divide la mezcla en 8 pequeños recipientes. Cubre los contenedores con plástico, de tal manera que la cubierta toque el pudín.

6. Deja enfriar hasta que el pudín esté listo.

Paletas de aguacate con coco y lima

Porciones: 12

Ingredientes:

- 4 aguacates, pelados, deshuesados, picados
- ½ taza de eritritol o edulcorante
- 3 tazas de leche de coco
- 4 cucharadas de jugo de lima

Instrucciones:

1. Añade los aguacates, la leche de coco con eritritol y el zumo de lima en una licuadora y mezcla hasta que esté suave. Raspa los lados y mezcla de nuevo.
2. Divide en 12 moldes de paletas. Inserta los palitos para paleta y congela hasta que estén firmes.
3. Justo antes de servir, sumerge los moldes de paletas en un tazón de agua tibia durante 15 a 20 segundos. Las paletas se aflojarán. Saca los moldes y sirve.

Helado de vainilla

Porciones: 4

Ingredientes:

- 1 lata (13,5 onzas) de leche de coco entera.
- 1 cucharadita de Stevia de vainilla
- 6 cucharadas de mantequilla de anacardo
- ½ cucharadita de extracto puro de vainilla

Instrucciones:

1. Añade todos los ingredientes en un bol y bate hasta que estén bien combinados y el edulcorante se disuelva por completo.

2. Enfría un contenedor seguro para el congelador durante 15 minutos.

3. Mientras tanto, agrega todos los ingredientes en una licuadora y bate hasta que esté bien mezclado.

4. Transfiere al contenedor refrigerado. Cubre el contenedor y congela hasta que esté firme. Bate el helado después de congelarlo durante una hora.
5. Alternativamente, vierte la mezcla en una máquina de hacer helados y bate el helado siguiendo las instrucciones del fabricante.
6. Colócalo en tazones y sírvelo.

Tartas con bayas y crema de mascarpone ceto

Porciones: 6

Ingredientes:

Para la corteza:

- 1 taza + 2 cucharadas de harina de almendras
- ½ cucharadas de mantequilla salada, derretida
- 2 cucharadas de eritritol en polvo
- 1/8 de cucharadita de sal marina

Para la crema de mascarpone:

- 3 onzas de mascarpone, a temperatura ambiente.
- 3 cucharadas de crema pesada
- 1/8 de cucharadita de cáscara de limón fresca rallada
- ½ cucharadita de extracto puro de vainilla
- 1 cucharada de polvo de viraje o eritritol

Para la cubierta:

- 2 fresas, en rodajas

- 3 arándanos
- 3 frambuesas
- 3 moras

Instrucciones:

1. Para hacer la corteza: Agrega todos los ingredientes para la corteza en un tazón y mezcla bien.
2. Engrasa 3 mini moldes para tartaletas con aceite. Divide la masa en 3 porciones iguales y colócalas en los moldes, presiona bien en el fondo y en los lados.
3. Perfora la corteza con un tenedor en algunos lugares.
4. Hornea la corteza en un horno precalentado a 350° F durante unos 8 - 10 minutos o hasta que esté marrón claro.
5. Retira la corteza del horno y déjala enfriar.
6. Para hacer crema de mascarpone: Mientras tanto, agrega el mascarpone y el edulcorante en un tazón para mezclar. Con la batidora eléctrica de mano a baja velocidad, bate la mezcla durante 2 minutos.

7. Añade la crema y continúa batiendo durante un minuto.
8. Ahora aumenta la velocidad a media y bate durante 30-60 segundos. Se espesará. No lo batas demasiado, ya que la crema comenzará a convertirse en pequeños trozos. Ten mucho cuidado durante los últimos dos minutos.
9. Añade la cáscara de limón y la vainilla y mezcla suavemente.
10. Pon la crema de mascarpone en una manga pastelera. Viértela sobre las mini tartas.
11. Colocar un tipo de baya en cada tarta y sirve.

Conclusión

Quiero agradecerte una vez más por haber elegido este libro.

La dieta cetogénica es una dieta asombrosa con un protocolo de alimentación alto en grasas y bajo en carbohidratos. Hay varios beneficios para la salud y el bienestar físico que ofrece este tipo de alimentación. Se cree que esta dieta ayuda a mejorar la salud del corazón, la salud del cerebro, e incluso mejora la digestión. Por lo tanto, con este régimen, puedes esencialmente comer tu camino a la salud. No tienes que comprometer tus papilas gustativas para mejorar tu salud con la dieta cetogénica. Siempre y cuando te atengas al sencillo protocolo de consumir alimentos ricos en grasas dietéticas y bajos en carbohidratos, y que contengan una cantidad moderada de proteínas, es lo único que necesitas controlar.

Una vez que te apegues a este simple requisito, puedes comer lo que quieras. Además, no tienes que contar las calorías que comes, ¡así que come a gusto! Independientemente de si es comida reconfortante o no, puedes comer lo que quieras, siempre y cuando reemplaces los carbohidratos con ingredientes ceto.

En este libro, te dimos varias recetas de alimentos reconfortantes que siguen el plan ceto. Desde tacos hasta pollo frito y macarrones con queso, o incluso pizzas, puedes comer lo que quieras sin hacer trampa en tu dieta. Todas estas recetas son cetogénicas. Así que puedes seguir una dieta alta en grasas y baja en carbohidratos y comer deliciosa comida que te traiga comodidad. Ahora, todo lo que te queda por hacer es reunir todos los ingredientes que necesitas, seleccionar una receta que te guste y empezar a cocinar. Todas son increíblemente simples de entender y seguir. Con estas recetas, puedes comer esencialmente tu camino hacia una vida más saludable y en forma. La clave de tu buena salud está en tus manos. Por lo tanto, es hora de que tomes medidas y cambies tu vida para mejor.

¡Gracias y te deseo todo lo mejor!

www.ingramcontent.com/pod-product-compliance
Lightning Source LLC
Chambersburg PA
CBHW071605080526
44588CB00010B/1026